LES

RÉTENTIONS CHLORURÉES

DANS LES

NÉPHRITES INTERSTITIELLES

A MES MAÎTRES

MM. WIDAL, DUGUET, FERNET, CAMPENON, DELBET, LUCAS CHAMPIONNIÈRE.

MM. HUDELO, COMBY, RECLUS, DREYFUS-BRISAC, DESCROIZILLES, BOISSARD.

MM. FÉRÉ, BOURNEVILLE, HUCHARD, JEANSELME, LE NOIR.

MM. LAMY, DOMINICI, HENRI.

A MON PRÉSIDENT DE THÈSE

M. le Professeur CHANTEMESSE

MEMBRE DE L'ACADÉMIE DE MÉDECINE

Témoignage de respectueuse reconnaissance pour l'accueil qu'il m'a fait dans son laboratoire.

LES

RÉTENTIONS CHLORURÉES

DANS LES

NÉPHRITES INTERSTITIELLES

PAR

LEO AMBARD
Docteur en médecine
Ancien interne des hôpitaux de Paris

AVEC HUIT GRAPHIQUES DANS LE TEXTE

PARIS
G. JACQUES, ÉDITEUR
14, RUE HAUTEFEUILLE, 14

1905

Les observations cliniques de cette thèse ont été recueillies dans les services de M. Jeanselme et de M. Le Noir, nous prions ces maîtres d'agréer l'expression de notre respectueuse reconnaissance pour toute la liberté qu'ils ont bien voulu nous accorder dans leurs services. Nous prions également M. le Dr Béclère d'agréer l'hommage de notre gratitude : car ce fut dans le service de ce maître que M. Beaujard recueillit les observations qui firent avec les nôtres le fonds de nos publications antérieures sur le rôle des chlorures dans la néphrite interstitielle comme elles sont aujourd'hui le fonds même de ce présent travail.

Enfin nous avons trouvé dans le laboratoire de M. le professeur Chantemesse, une hospitalité qui nous a permis de réaliser la partie expérimentale de nos recherches ; nous prions M. le professeur Chantemesse d'agréer l'hommage de notre très respectueuse reconnaissance. Que M. le docteur Lamy qui voulut bien nous initier à la technique expérimentale en matière cardio-vasculaire soit également assuré de notre plus vive gratitude.

RÉTENTION CHLORURÉE

DANS LES

NÉPHRITES INTERSTITIELLES

INTRODUCTION

La rétention chlorurée commande les œdèmes et aggrave l'albuminurie chez les néphritiques.

Alors que la rétention chlorurée était un fait connu en lui-même depuis longtemps, comment doit-on s'expliquer que ses conséquences en demeurèrent inappréciées jusqu'en 1903 ?

Ce sont les théories qui en prétendant tout expliquer, ont arrêté le progrès de l'interprétation des faits.

La théorie la plus récente de l'œdème se basait sur la constatation du double phénomène suivant : lorsque il y a œdème il y a rétention des molécules qui devraient s'éliminer par les urines, et inversement lorsqu'il y a rétention des molécules qui devraient s'éliminer par les urines, il y a œdème. Ce double phénomène étant constant rien n'était plus légitime que d'en faire la base même d'une théorie de l'œdème. Mais la théorie dépassait dans les conclusions les prémisses sur lesquelles elle était assise, lorsque les auteurs ajoutaient que toutes les molécules quelle que fût leur nature jouaient un rôle égal dans la production de l'œdème.

De fait cette affirmation égalitaire n'est pas écrite toujours explicitement dans tous les travaux sur les œdèmes. Mais elle est indiquée d'une façon très nette dans quelques-uns d'entre eux, et lorsqu'elle n'est pas mentionnée dans les autres, on voit cependant que son acceptation découle des conclusions thérapeutiques.

MM. Achard et Lœper admettent que toutes les molécules retenues sont responsables de l'hydratation des tissus. M. Lœper (mécanisme régulateur de la composition du sang. Paris 1900) signale bien que le rôle du chlorure de sodium est important dans la production de l'œdème, mais l'importance qu'il lui attribue vient de ce que nous ingérons un assez grand nombre de molécules de sel et que de plus les molécules de sel sont ionisées en majeure partie ce qui double presque le pouvoir osmatique du sel ; mais M. Lœper n'assigne pas au sel des propriétés autres que celles qu'il accorde aux autres molécules. MM. Achard et Paisseau d'ailleurs se sont efforcés dans un récent mémoire (Semaine médicale, 6 juillet 1904) de démontrer que les molécules azotées (urée en particulier) étaient susceptibles de provoquer des rétentions acqueuses, au même titre que les chlorures.

Pour M. Strauss et M. Koranyi le point de vue est le même. Koranyi (cité par Hamburger : Osmotischer Druck und Ionen Lehre, I, p. 47, 1902), admet que la rétention des molécules solides dans l'insuffisance rénale cause la rétention aqueuse. Strauss (Thérapie der Gegenwart, oct. 1902, p. 444) constate qu'il est remarquable que les reins des néphritiques lorsqu'il n'y a pas polyurie, réagissent moins vite que les reins sains au point de vue osmotique. Pour ces deux auteurs toutes les molécules sont égales devant l'œdème ; ils ne soulignent pas cette affirmation, mais ils l'énoncent sans réticence. Aussi en matière de thérapeutique concluent-ils *au rationnement des albuminoïdes*. Pourquoi rationner spécialement les albuminoïdes ? C'est parce que, d'après Strauss et Koranyi, les albuminoïdes sont de toutes les substances ingérées, celles qui introduisent le plus de molécules dans l'organisme.

La théorie régnante sur les œdèmes était donc jusqu'en 1903 nette et catégorique : toutes les molécules retenues dans l'organisme y attirent de l'eau, quelle que soit la nature de ces molécules : le rein des néphritiques qui font des œdèmes, est imperméable à toutes les molécules, quelle que soit la nature de ces molécules ; la thérapeutique des œdèmes comporte la limitation de l'introduction des molécules dans l'organisme, sans qu'on ait à viser plus particulièrement telle ou telle molécule.

Cette théorie de l'œdème basée sur la concomitance des rétentions hydriques et molécules dépassait ainsi ses prémisses en ce qu'elle emportait une égalité toute hypothétique de toutes les molécules devant l'imperméabilité rénale. Cette égalité de toutes les molécules devant l'imperméabilité rénale était l'élément d'erreur qui arrêta les progrès des conceptions pathogéniques en matière d'œdème.

La théorie actuelle « des chlorures » ne pouvait en rien négliger les faits bien mis en évidence par les physico-chimistes et dont s'étaient emparés les médecins à savoir que toutes les molécules (sous réserve de la question d'ionisation) ont même capacité osmotique et peuvent par conséquent également attirer de l'eau dans l'organisme une fois qu'elles y sont retenues. Ces faits restent acquis. Mais la nouvelle théorie devait mettre en lumière ce fait nouveau que dans l'aggravation de l'imperméabilité rénale le sel était vraiment de toutes les substances ingérées la plus nocive et qu'inversement l'imperméabilité rénale se manifestait très électivement pour les chlorures. Le sel devenait essentiellement l'agent à la fois actif et passif de l'œdème ; le rôle des autres molécules et en particulier celui des molécules azotées était à peu près ruiné.

En d'autres termes au lieu de considérer tout l'œdème comme un phénomène d'osmose se produisant à la faveur d'une semi-perméabilité banale du rein, on considérait l'œdème comme un phénomène d'osmose où tout l'intérêt se concentrait sur ce fait que la semi-perméabilité était provoquée par une ingestion de chlorures, se manifestait électivement pour les chlorures et apparaissait alors moins comme un fait d'osmose générale que comme l'expression d'une irritation spécifique du rein aux chlorures.

A examiner l'historique avec quelque précision on voit donc que ni Koranyi ni Strauss ne sauraient être considérés comme les initiateurs de la théorie des chlorures.

On sait que cette théorie repose essentiellement sur une série de faits mis en lumière par MM. Widal Lemierre et Javal.

MM. Widal et ses élèves en suivant quotidiennement chez des brightiques à prédominance épithéliale les bilans chlorurés, le poids, l'albumine etc., et en poursuivant cette étude pendant longtemps ont donné pour la première fois la démonstration décisive de ce que les rétentions de chlorure étaient la cause efficace des œdèmes chez les brightiques à prédominance épithéliale et que les autres facteurs jusqu'ici incriminés la viande en particulier, n'avaient aucune influence sur ce phénomène ; ils ont démontré que la quantité de l'albumine excrétée n'était pour ainsi dire pas influencé par l'albumine ingérée, mais presqu'exclusivement par le sel marin ingéré ; ils ont montré qu'on pouvait pour ainsi dire classer les néphrites selon la quantité de sel tolérée quotidiennement ; ils ont signalé ce fait très général et très important que la mise à un régime hypochloruré rend ensuite le rein plus tolérant pour le sel, si bien qu'en envisageant le pronostic de la maladie au point de vue de la tolérance pour le sel on pouvait dire que non seulement on améliorait l'état de l'organisme par le régime déchloruré mais encore qu'on améliorait l'état du rein lui-même ; enfin peut-être n'est-il pas inutile d'ajouter qu'en insistant sur l'importance des pesées quotidiennes M. Widal a pu encore prouver l'existence d'un prœdème, latent qui est une hydratation très importante puisqu'avant de passer à l'œdème patent elle peut comporter une augmentation de poids de 6 à 8 kilogrs.

Tous les effets de la rétention chlorurée chez le brightique peuvent donc se résumer d'un mot : la rétention chlorurée aggrave tout le brightisme à type épithélial. Inversement tous les effets de la déchloruration chez ces malades se résument d'un mot : la déchloruration améliore tout le brightisme à type épithélial. Dans quelle mesure la rétention chlorurée intervient-elle dans les acccidents de la néphrite chronique à type interstitielle, qui a tant d'égard différent de ceux de la néphrite épithéliale ? c'est ce que nous nous proposerons d'étudier dans ce présent travail.

Nous étudierons successivement la chloruration de l'organisme dans la néphrite interstitielle, et la réaction de l'organisme vis-à-vis de cette chloruration.

I

DE LA RÉTENTION CHLORURÉE DANS LA NÉPHRITE INSTERSTITIELLE

La néphrite interstitielle n'a pas sollicité jusqu'ici beaucoup l'attention des observateurs, qui ont étudié les échanges chlorurés pour deux raisons essentielles : La première est que les individus atteints de néphrite interstitielle ne font pas en peu de jours de grosses rétentions chlorurées sous l'influence de la chloruration alimentaire, c'est ce qui fait dire à la plupart des auteurs que le rein dans la néphrite interstitielle est assez perméable aux chlorures (1) : cette affirmation contient moitié de vérité et moitié d'erreur : moitié de vérité parce qu'effectivement on ne voit guère, semble-t-il, au cours de la néphrite interstitielle, de grosses rétentions chlorurées immédiates comme dans la néphrite épithéliale et moitié d'erreur parce qu'on a considéré comme une perméabilité aux chlorures ce qui n'était souvent qu'une fausse perméabilité ; si en effet nous appliquons aux observations citées par les divers auteurs les conclusions qui semblent découler de nos observations nous sommes amenés à penser que dans bien des cas où la perméabilité des reins paraissait normale aux chlorures l'organisme était en réalité surchargé de chlorurés, le

(1) Senator lui-même dit que dans la néphrite chronique primitive (néphrite interstitielle des Français) la dépuration urinaire n'est pas troublée. (Nothnagels *Specielle Pathologie*, XIX, p. 98 et 99.

malade *pissait alors son sel par regorgement.* La seconde raison qui semble avoir détourné les observateurs de l'étude approfondie sur la chloruration chez les brightiques interstitiels c'est que sous l'influence de la chloruration ces malades font des œdèmes extrêmement irréguliers : or il ne faut pas l'oublier c'est la pathogénie des œdèmes qu'ont surtout envisagé les auteurs qui ont étudié les phénomènes de la rétention chlorurée : or il est certain qu'au point vue des relations de la rétention chlorurée et des œdèmes les néphritiques interstitiels sont de mauvais sujets d'étude.

Lorsque M. Widal eut démontré que le sel marin aggravait à peu près tous les symptômes de la néphrite à type épithéliale, nous pensâmes avec M. Beaujard que la tension artérielle qui est un élément si important dans la symptomatologie des néphrites ne devait elle aussi pas échapper à l'influence de la chloruration. Mais comme les modifications de la tension artérielle sont surtout marquées au cours de la néphrite à type interstitiel nous fûmes naturellement conduits à envisager les phénomènes de chloruration particulièrement chez les sujets atteints de néphrite interstitielle. Ce fut cette raison qui nous amena à entreprendre ce présent travail.

Puisque dans ce travail il ne s'agira pour ainsi dire que des brightiques interstitiels, nous devons préciser au moins en quelques mots le genre de malades auxquelles nous avons appliqué cette épithète. Nos malades étaient à peu près tous des individus âgés de plus de 40 ans, leur âge moyen oscillait entre 40 et 60 ans ; nous choisissions toujours des individus ne présentant pas d'œdème au moins apparant à première vue, mais à ce sujet nous devons dire que la balance nous a le plus souvent démontré que nos malades sans œdème apparent étaient bien souvent en puissance de pré-œdème. Les signes positifs qui déterminaient notre choix étaient surtout la dyspnée sine materia, et une tension artérielle au-dessus de la moyenne. La dyspnée sine materia sur laquelle M. Huchard a souvent attiré l'attention nous fut surtout un guide précieux pour dépister les néphrites interstitielles latentes, et dans bien des cas nous fûmes amenés par la constatation de cet unique symptôme à mettre en observation des malades qui réagirent par la suite comme des brightiques très nets. L'autopsie de quelques uns de ces sujets révéla d'ailleurs des lésions très nettes de néphrite interstitielle. Nous ne nous étendrons pas sur l'importance de l'hypertension artérielle permanente, car en dehors du diabète nous ne pensons pas qu'il puisse exister d'hypertension artérielle sans lésion rénale chronique ; hypertension artérielle permanente et néphrite chronique sont deux termes indissolublement liés; ce fait clinique est trop évident et trop universellement admis pour qu'il nous soit nécessaire d'y insister. L'examen de l'urine nous a été encore d'un précieux secours pour le choix de nos malades. Chez tous nos sujets observés il y avait ou des traces seulement d'albumine ou absence d'albumine (à l'acide acétique, et à la chaleur) et à ce sujet nous devons signaler tout de suite combien nous avons été frappés au début de nos observations de voir des malades réagir nettement aux chlorures qui durant tout leur séjour à l'hôpital, n'ont jamais présenté de traces d'albumine dans leurs urines. Enfin nous avons systématiquement éliminé du cadre de nos recherches des malades qui en même temps que leur brightisme présentaient des signes d'insuffisance mitrale ; nos recherches ayant surtout pour but d'étudier les modifications de la tension artérielle nous ne voulions pas voir compliquer nos résultats par l'entrée en jeu d'une cause de trouble circulatoire aussi importante que l'insuffisance mitrale. Par contre il nous a paru convenable de retenir les malades atteints de maladie de Hodgson, l'insuffisance aortique d'origine athermateuse marchant si souvent de pair avec la néphrite interstitielle, et ne modifiant par elle-même en rien la tension artérielle.

*

L'étude de la chloruration des néphrites interstitielles nous a amené à constater ce double fait : le brightique interstitiel à une certaine phase de sa maladie peut réaliser des rétentions chlorurées et ces rétentions chlorurées s'accompagnent d'une hydratation des plus variables. La rétention chlorurée chez le brightique peut atteindre des taux considérables allant jusqu'à un total de 120 à 140 grammes. Quant à la rétention aqueuse accompagnant cette rétention chlorurée elle peut être dans certains cas aussi considérable que dans la néphrite à type épithélial ; dans d'autres cas être si minime qu'elle n'est pas appréciable par la balance : ce sont ces cas que nous avons qualifié de rétention chlorurée sèche.

Le fait que la néphrite interstitielle permet des rétentions chlorurées nous a paru trop constant pour que nous ayons à nous y arrêter ici.

Mais le fait sur lequel nous devons insister parce qu'il donne à la rétention chlorurée de néphrite interstitielle sa note caractéristique c'est l'extrême variation de l'hydratation correspondante des tissus. On peut observer des brightiques qui font des œdèmes aux taux de 8 à 10 de NaCl pour 1000 d'eau comme dans la néphrite épithéliale ; on peut observer des œdèmes correspondant à une rétention chlorurée beaucoup plus considérable ; on peut enfin observer des rétentions chlorurées sèches. Pourquoi cette extrême diversité existe-t-elle dans le mode des rétentions chlorurées des interstitiels ? Nous l'ignorons absolument. L'idée que l'éclosion de l'œdème des interstitiels est l'expression d'une défaillance cardiaque est certainement impossible à admettre (1), ne sait-on pas en effet que souvent hypertension artérielle et œdème marchent de pair chez bien des malades ; la constatation d'une forte tension et d'un œdème chez le brightique est un fait absolument classique. C'est ainsi que nous avons pu assister à la production d'un œdème très manifeste chez une malade atteinte de néphrite interstitielle qui jusqu'à cet accident avait une apparence

(1) La théorie asystolique de l'œdème des interstitiels semble assez généralement admise. (Voir thèse de L. Bernard. Paris, 1900). Malgré les difficultés soulevées à cette théorie par la question des chlorures M. Merklen en reste partisan. (Soc. Médic. des Hôp., 12 juin 1903, p. 698).

quasi squelettique ; cette femme avait une tension artérielle permanente de 22 à 24, elle était au régime lacté depuis longtemps lorsque brusquement elle fut prise d'un accès d'urémie à forme convulsive ; entre ses accès de convulsions sa tension artérielle était de 26 à 29 ; ce fut après la fin de ses accès que se développa l'œdème ; malgré cet œdème sa tension artérielle resta aux environs de 23 jusqu'à sa mort. L'autopsie révéla un gros cœur de Traube sans trace de dilatation. D'autre part nous avons observé bien des interstitiels avec œdèmes considérables qui se sont nettement améliorés par un régime approprié. Non seulement on ne peut donc pas faire de l'œdème des interstitiels l'expression d'une asystolie cardiaque mais même il est impossible d'y voir un signe d'une valeur pronostique quelconque.

L'œdème des interstitiels, symptôme qu'on a considéré jusqu'ici comme quasi fatal parce qu'en se plaçant au point de vue mécaniste, on y voyait l'expression d'une asystolie cardiaque, est un phénomène dont la pathogénie doit être revisée aujourd'hui à la lumière des faits nouveaux apportés par la question des chlorures.

Il existe donc entre les rétentions hydrochlorurées banales et les rétentions chlorurées sèches tous les intermédiaires sans que nous puissions ni en interpréter la pathogénie ni en reconnaître la valeur pronostic.

Les rétentions hydrochlorurées au taux normal de 7 à 10 °/₀ de NaCl sont communes aux néphrites épithéliales et aux néphrites à type interstitiel. Parmi les observations de ce type nous citerons l'observation XII. A l'état d'équilibre chloruré le poids du malade est de 56 k. 2 à 57 kilogr. Une rétention de 25 gr. de NaCl fait monter le poids à 60 kilogr. 3. Mais cette rétention chlorurée n'a pas épuisé son action hydratante en attirant 3 kilogr. d'eau, car on voit qu'après cette phrase de rétention hydrochlorurée le poids du malade augmente encore de 2 kilogr. 700 (poids 63 kilogr. 0) par l'effet d'une nouvelle rétention chlorurée de 6 à 8 gr. seulement.

Les rétentions chlorurées à un taux supérieur de 10 °/₀

peuvent se voir dans la néphrite à type épithélial comme cela ressort des observations de M. Widal (1) et Lemierre et de M. René Marie (2) M. René-Marie rapporte entre autres observations celle d'une cardiaque qui sur une rétention de 158 gr. de NaCl n'augmenta que de 7 kilogr. 800 de poids, ce qui fait une rétention au taux d'environ 20 %. Ces rétentions à un taux élevé sont relativement très fréquentes dans la néphrite interstitielle. C'est ainsi que dans notre observation I nous voyons pour une décharge de 45 gr. de NaCl le poids diminuer à peine de 2 kilogr. Dans notre observation VII le poids varie d'à peine 1 kilogr. 300 pour une charge chlorurée de 45 gr. Dans notre observation VIII le poids augmente de 5 kilogr. pour une rétention chlorurée de plus de 100 gr.

Enfin les rétentions chlorurées sèches semblent surtout spéciales à la néphrite interstitielle. C'est ainsi que dans notre observation III le poids du malade reste à peu près invariable malgré une déchloruration de plus de 50 gr. Dans notre observation VI le poids varie à peine de 1 kilogr. pour une charge chlorurée de 50 gr. Dans notre observation IX on constate le même phénomène. De ces observations nous pouvons rapprocher 3 observations de néphrites interstitielles publiées par MM. Widal et Lemierre (loco cit). Dans leur observation V le malade retient 29 gr. 20 de sel sans varier de poids. Dans leur observation VI décharge de 32'3 de sel sans variation de poids. Dans leur observation VII décharge de 121 gr. de sel sans variation de poids.

La rétention chlorurée sèche peut se présenter parfois combinée pour ainsi dire avec une véritable rétention hydrochlorurée. Nous voulons dire par là que lorsqu'on soumet le malade à un régime hypochloruré, on peut observer 1° perte d'eau et de NaCl et 2° perte de sel sans eau. La déchloruration se fait en

(1) Widal et Lemierre. Pathogénie de certains œdèmes brightiques. Action du chlorure de sodium ingéré. *Bull. et Mém. de la Soc. méd. des Hosp. de Paris*, 12 juin 1903.

(2) René-Marie. Soc. de Biol., 4 nov. 1903.

somme en deux temps. Parmi nos observations celle qui est la plus typique à cet égard est l'observation II. Le poids du malade tombe en une semaine de 86 à 74 kilogr. en même temps que se produit une décharge d'environ 70 gr. Mais ensuite le poids du malade ne varie plus et le malade continue encore à déchlorurer d'une façon très notable environ 60 gr. Dans l'observation V de M. Widal (loco cit) le poids tombe de 51 à 48 kilogr. pour une éliminat de 15 gr. de NaCl, puis le poids reste invariable et le malade n'en élimine pas moins encore 29 gr. de NaCl.

Parmi les particularités de la rétention chlorurée de la néphrite interstitielle, il en est encore deux que nous désirerions relever.

La première est la lenteur avec laquelle ces rétentions se résolvent.

Dans notre observation II on voit que l'équilibre chloruré n'est bien réalisé qu'au bout de 42 jours. Dans notre observation VI l'équilibre chloruré n'était pas réalisé au bout de 22 jours.

La seconde particularité est la faculté des interstitiels de limiter leur chloruration à un certain taux et de pisser ensuite le sel par regorgement.

Voici par exemple dans l'observation I un type de néphrite interstitielle. Le malade à son entrée est polyurique, hypertendu, très légèrement albuminurique et en état de rétention chloruré. Ce dernier fait est prouvé par la déchloruration de plus de 40 gr. provoquée par la mise à un régime hypochloruré.

Ce malade est soumis dès le 3e jour à un régime comprenant en tout 1 gr. 75 de NaCl. Ce régime est continué pendant 17 jours ; l'observation démontre qu'il est durant cette période dans un état d'équilibre chloruré très exact. Nous lui donnons alors en plus de son régime 1 litre puis 1 litre 1/2 de bouillon salé soit de 12 à 18 grammes de NaCl. Au début il retient du sel ; il retient 21 gr. de sel en 6 jours, mais ensuite dans les 4 jours qui suivent il élimine chaque jour la quantité de sel administré ou cette quantité de sel était la même sauf un jour précédemment. Un phénomène analogue se retrouve dans l'observation IX.

Pour cette raison nous pensons que l'épreuve rapide de la chlorurie alimentaire doit faire place à l'épreuve prolongée de la cure de chloruration et de déchloruration chez le brightique interstitiel, car l'étude de la perméabilité aux chlorures nécessite qu'on expérimente sur un sujet en équilibre chloruré. Or, nous l'avons montré, l'équilibre chloruré tarde souvent longtemps à se produire chez un brightique qui se présente en état de rétention. Mettre le malade quelques jours au régime lacté est insuffisant pour le mettre en équilibre chloruré ; l'étude prolongée de son bilan à un régime hypochloruré peut seule nous fournir quelque indication à cet égard. D'autre part quand on a déchloruré un individu même bien portant on sait que dans les premiers jours du retour à un régime chloruré l'organisme reprend des chlorures jusqu'à une concurrence de 12 gr.

Si donc on observe chez un brightique une rétention chlorurée sous l'influence d'un régime chloruré, ce n'est pas la totalité des chlorures retenus qui doit être portée au compte de son imperméabilité, mais bien cette totalité moins 12 gr. (12 gr. pouvant être retenus par un individu sain). Si, dans une l'épreuve de la chlorurie alimentaire de trois jours, comportant une ingestion de 30 gr. de sel environ il y a une rétention de 20 gr. on voit que la quantité de sel pathologiquement retenue est en réalité très faible (environ 8 gr.). C'est pourquoi quand on veut rendre l'expérience décisive il faut prolonger la chlorurie alimentaire ; de même que quand on veut rendre décisive l'expérience de la déchloruration il faut prolonger cette épreuve.

MÉCANISME DE LA RÉTENTION CHLORURÉE

Rien de plus obscur que cette question. Pour les uns c'est le rein qui s'oppose au passage du sel et comme le sel ne peut rester dans le sang il passe dans les tissus et comme il passe dans les tissus il y attire de l'eau. Pour les autres le rein est un organe d'une complaisance inlassable pour laisser passer les chlorures ; si les sels semblent ne pouvoir le franchir il n'y a là qu'une apparence, les sels ne se sont pas présentés aux reins, les sels sont fixés initialement par les tissus malades. Enfin une troisième opinion mixte associe ces deux pathogénies.

L'étude du rôle du facteur rénal est une étude difficile et ingrate. Comparer comment pissent les 2 reins au cours d'une affection rénale unilatérale est le seul et unique moyen de prouver qu'une lésion rénale modifie la sécrétion rénale. Le point de vue est excellent.

Deux reins se trouvent irrigués par le même sang ; si l'un sécrète différemment de l'autre, c'est que le rein intervient et non pas les tissus puisque le sang est le même qui circule dans les 2 reins. On trouvera des documents particulièrement précis sur ce point dans le livre de M. Albarran (Explorat. des fonctions rénales Paris 1905). La conclusion de M. Albarran est que « le rein malade élimine souvent mieux les chlorures que le rein sain (p. 428) ».

L'étude comparée des la sécrétion des 2 reins qui seule semble capable de nous renseigner sur le rôle du facteur rénal ne nous donne donc pas une preuve favorable de l'imperméabilité rénale. S'ensuit-il que cette étude soit de nature à faire rejeter le rôle du facteur rénal, nous ne le pensons pas. En raison de la synergie du fonctionnement des 2 reins, rien ne permet de rejeter a priori l'hypothèse que le trouble de fonctionnement d'un rein malade ne retentisse sur un rein sain.

Des résultats positifs tirés de l'étude de la sécrétion séparée de chaque auraient prouvé l'importance du facteur rénal ; des résultats négatifs ne nous permettent pas de nier l'importance de ce facteur rénal.

Le rôle des toxines dans l'attraction directe des sels dans les tissus est aujourd'hui net et démontré expérimentalement sur l'animal. Peut-on assimiler ces expériences de laboratoire aux faits pathologiques ? toute la question est là. La question de cette assimilation est trop hérissée de difficultés ; nous ne l'aborderons pas. Nous ne voulons exposer que les prémisses expérimentales qui semblent encore peu connues. L'argumentation expérimentale repose uniquement sur la série des expériences suivantes que voici :

L'injection de peptone concentre le sang au moins momentanément (c'est-à-dire dans la première ou les deux premières heures qui suivent l'injection intra-veineuse). Cette concentration du sang est très forte, d'autre part, l'animal ne pisse pas : où est passée l'eau qui a quitté le sang? Dans les tissus. C'est là un fait très gros, très net, absolument constant, constaté à la suite d'Heidenhain (1) par tous les expérimentateurs qui ont bien voulu le rechercher. Il ne saurait y avoir le moindre doute à cet égard, sous l'influence des peptones les tissus deviennent le siège d'un œdème théorique, mais que *à posteriori* toutes les données mêmes de l'expérience nous démontrent devoir être *certain*.

D'autre part, on sait qu'une injection hypertonique de sel marin dilue le sang. Si l'on injecte vite à un chien de 10 kil. 10 gr. de sel dans 40 gr. d'eau par exemple, on étend le sang de 40 gr. d'eau environ. Or pourtant la dilution constatée par l'examen du sang prouve que ce ne sont pas 40 gr. d'eau qui ont pénétré dans le sang à la suite de cette injection mais bien 200 et même plus. D'où peut provenir ce supplément d'eau? Tous les expérimentateurs affirment qu'il provient des tissus momentanément déshydratés. Ce raisonnement est absolument inattaquable. Sans que le moindre doute soit permis une injection hypertonique hydrate le sang et déshydrate les tissus.

A cette solution hypertonique ajoutons de la peptone : il se produira maintenant non plus une hydratation du sang mais une déshydratation du sang comme si nous n'avions injecté que des peptones et point de sel. Or ici le rôle du rein est le même dans les 2 expériences, d'ailleurs pour mieux l'an-

(1) Heidenhain. *Versuche und Fragen zur Lehre der Lymphbildung.* (Arch. für die gesammte Physiol., 1891, XLIX, 5, 6, p. 209-301, etc.

nihiler nous avons lié les uretères dans nos expériences. Par conséquent nous supprimons l'élimination rénale et nous avons d'une part sous l'influence d'une solution hypertonique de sel, déshydratation des tissus, et d'autre part, sous l'influence de sel-peptone, hydratation des tissus.

C'est la preuve indiscutable que des substances toxiques commandent les déplacements hydriques, c'est aussi la preuve que ces déplacements hydriques ne sont pas nécessairement et initialement commandés par des déplacements de sel comme l'affirment la plupart des auteurs qui s'appuient sur des phénomènes osmotiques, (on sait que les peptones sont des colloïdes sans capacité osmotique).

C'est là tout ce que nous savons sur le rôle possible des subtances toxiques dans l'œdème. La nombreuse littérature qui existe sur ce sujet et dont les matériaux sont en grande partie réunis dans le livre de Hamburger (Osmotischer Druck und Ionen Lehre II, 1904), dans la revue critique d'Ellinger, Ergebnisse der Biochemie 1902 sans compter les publications de Heidentain auxquelles il faut toujours se reporter en ces matières contient une foule d'arguments du même ordre en faveur de cette action des lymphagogues, mais elle ne contient aucun nouvel argument valable que les 2 arguments schématiques que nous venons d'exposer (1).

Partant de ces prémisses physiologiques à savoir que non seulement les peptones mais encore le muscle d'écrevisse, l'extrait de sangsue, les toxines (ici nous faisons les plus énergiques réserves, on dit en effet que les toxines concentrent le sang, mais on oublie que les microbes injectés ont été cultivés sur de la peptone ou du bouillon et que ces deux substances concentrent l'une et l'autre le sang, comment les auteurs ont-ils donc distingué l'action des toxines et l'action des milieux de culture ? ou pourquoi ne les ont-ils pas distingués ?) concentrent le sang ; on s'est dit que les toxines provenant du métabolisme

(1) Nous avons présenté de cette question une courte revue critique. Semaine médic., 5 nov. 1904 : du rôle de quelques lymphagogues dans les œdèmes et les retentions.

organique font de même, donc ils seraient susceptibles de produire l'œdème. C'est ici une pure hypothèse, qu'on peut qualifier de vraisemblable, mais pas davantage.

Tels sont exposés en deux mots, les arguments rénaux et les arguments tissulaires des théoriciens de l'œdème.

II

EFFETS DE LA CHLORURATION SUR LES SYMPTOMES DE LA NÉPHRITE INTERSTITIELLE

La dyspnée et la céphalalgie sont les symptômes subjectifs les plus fréquents de la néphrite interstitielle.

La polyurie, une albuminurie légère, une hypertension artérielle marquée et d'une façon plus inconstante l'œdème, en sont les symptômes objectifs les plus importants.

Les effets des chlorures sur ces divers symptômes sont tels qu'on peut dire schématiquement, que la chloruration de l'organisme aggrave tous ces symptômes et que la déchloruration les amende.

1° *Dyspnée*. — C'est là un symptôme infiniment précieux pour dépister les brightiques oligo-symptomatiques. M. Huchard y insiste à juste titre et l'amélioration de ces malades soumis au régime lacté ou lacto-végétarien est la preuve de la nature brightique de ces dyspnées. Mais de ce fait dont M. Huchard n'apportait jusqu'ici que des preuves basées sur l'étude des signes fonctionnels, ou si l'on veut des arguments purement subjectifs, on peut aujourd'hui donner des preuves matérielles, c'est-à-dire absolument irrécusables.

On sait maintenant d'une façon certaine que tout individu dont la rétention chlorurée n'a pas fait sa preuve (affection cardiaque, affection aiguë infectieuse, affection cachectisante comme la tuberculose à sa dernière période, ou cancers à leur période terminale) est un brightique.

Si donc une dyspnée s'accompagne de rétention chlorurée, si au contraire l'amélioration de cette dyspnée coïncide avec une décharge chlorurée c'est la preuve que cette dyspnée est d'origine brightique. C'est le double phénomène qu'on observe pour ces dyspnées améliorées par le régime lacté ou lacto-végétarien.

Dans l'observation I nous avons fait ainsi apparaître et disparaître à volonté la dyspnée par la chloruration et la déchloruration sans rien changer par ailleurs au régime qui comprenait du pain, de la viande et des légumes sans sel. Il en est de même dans l'observation VII.

Dans ces observations notons que la dyspnée coïncide avec une élévation de poids sensible et l'on pourrait admettre que cette dyspnée est sous la dépendance de l'œdème. Sans qu'il nous soit possible de rejeter absolument cette explication de par ces seules observations remarquons cependant que d'une façon générale la dyspnée des brightiques est incomparablement plus intense que celle des cardiaques à œdème égal, et que d'ailleurs dans nos cas l'œdème était réellement peu considérable, 2 à 3 kilogr. à peine.

Mais il est des cas où la dyspnée n'est pas explicable par l'œdème. Ce sont ceux où elle ne coïncide pas avec une augmentation de poids. C'est ainsi que dans l'observation III nous ne revelons aucun œdème et cependant la dyspnée était très nette ; le seul facteur en relation avec la dyspnée reste ici la rétention chlorurée.

Enfin il reste des cas où ni l'œdème ni la rétention chlorurée n'expliquent la dyspnée ; le seul facteur qui semble incriminable est le passage de NaCl dans l'organisme. C'est ainsi que l'observation IV est l'observation se rapportant à des malades dont la dyspnée s'est notablement améliorée simplement par le passage d'un régime chloruré ordinaire à un régime hypochloruré.

Les chlorures nous paraissent donc être l'élément essentiel de la dyspnée des brightiques, l'élément d'œdème en raison de son inconstance ne jouant vraisemblablement qu'un rôle très secondaire.

C'est dire assez que nous nous associons pleinement à cette

occasion comme pour toutes les autres à la réhabilitation de la viande dans l'alimentation des interstitiels.

Cette question complémentaire de celle de la déchloruration est trop importante pour que nous n'en précisions pas ici les éléments. La viande a eu jusqu'ici mauvaise réputation en matière de néphrites épithéliales du moins en France, car on sait qu'en Allemagne, les médecins ont toujours été moins intransigeants sur le chapitre de la viande (sans d'ailleurs qu'il nous soit possible de voir dans cette tolérance autre chose qu'une question de sentiment ou peut-être de pressentiment). Involontairement en effet se posait ce rapprochement d'albumine ingérée et d'albumine excrétée. M. Widal a dissipé cette erreur et démontré que la viande sans sel n'était plus de la viande mais la plus innocente des nourritures. Mais dans l'espèce il ne s'agissait que de la viande dans des maladies à albuminurie ; que fallait-il penser de la viande dans la néphrite interstitielle où la chose redoutée au premier chef n'est plus l'albuminurie mais la toxémie ; la viande n'est-elle pas considérée comme la source de toutes les toxines ?

Les faits nous ont montré que cette seconde théorie était aussi injustifiée que la première. Nos observations montrent que la viande n'engendre pas plus la toxémie qu'elle n'engendre l'albuminurie quand on l'administre sans sel. Pour notre part c'est d'une façon systématique que nous avons mis avec l'autorisation de nos chefs de service tous les interstitiels au régime carné chloruré. Jamais nous n'avons vu la viande aggraver la dyspnée des brightiques et dans les cas où cette dyspnée s'aggravait c'était que nous étions à la phase irréparable de la maladie, phase où tous les régimes, aussi bien le régime lacté que la diète hydrique restaient également inefficaces.

Nous ne pouvons terminer ce paragraphe concernant la viande dans l'alimentation des brightiques sans parler du dégoût signalé de certains brightiques pour la viande. Il est indiscutable que les interstitiels manifestent parfois une certaine aversion pour la viande mais si nous examinons les faits de près comme nous avons pu le faire pour les malades de nos observation (I, VII, etc.), nous voyons que cette aversion n'est pas élective pour la viande, mais qu'elle se manifeste pour toute alimentation en général. Et si l'on étudie de plus près encore cette anorexie du malade on voit qu'elle a sa cause unique dans une administration excessive de sel au malade. Lorsque nos malades prenaient du bouillon salé (1 litre à 1 litre et demi de bouillon d'hôpital) ils perdaient absolument l'appétit ; très peu de temps après la suppression du bouillon l'appétit leur revenait et l'aversion pour la viande comme pour tous les autres aliments d'ailleurs disparaissait complètement (1).

2° *Céphalalgie*. — Nous aurons peu de chose à dire de la céphalalgie (voir observ. I) son apparition et sa disparition suivent les mêmes lois que celles de la dyspnée. Nous n'avons pas à insister sur le caractère pulsatile qu'elle affecte souvent, ni sur les bourdonnements d'oreilles qui la peuvent accompagner. Ce sont là des faits cliniques classiques. D'ailleurs la céphalalgie est un symptôme incomparablement moins fréquent que la dyspnée et par conséquent d'une importance bien moindre.

3° *Polyurie*. — On admet classiquement que les interstitiels sont polyuriques. Le fait est même tellement admis qu'on n'a pas manqué de lui assigner des pathogénies les plus variées.

Nous pensons également que la polyurie est un signe de la néphrite interstitielle mais nous pensons aussi qu'il ne faut la présenter comme signe de cette maladie qu'avec prudence et discrétion, c'est-à-dire après enquête précise sur l'alimentation du sujet. Le plus souvent les brightiques sont mis ou du moins étaient mis dès leur entrée à l'hôpital au régime lacté. Or ce régime lacté dit intégral comporte en moyenne 3 litres de lait, parfois encore demi-litre de potage au lait, les malades gardant par ailleurs ou encore la prenant, la permission de boire de la tisane à leur guise.

Ces malades, couchés la plupart du temps, transpirent peu,

(1) Par cette remarque nous pensons assez dire ce qui nous paraît être la cause de l'amaigrissement constaté dans la « cachexie artérielle ».

éliminent au maximum 1 litre et demi d'eau par le poumon et la peau ; il est donc physiologique qu'expirant 1 litre et demi d'eau, en buvant 4 ou 5, ils en urinent 2 et demi ou 3 et demi. Cette polyurie se retrouver chez tout individu sain suivant le même régime alimentaire. Elle ne saurait être qualifiée de polyurie pathologique.

La polyurie ne doit être qualifiée de pathologique que lorsqu'elle se produit au cours d'une alimentation normale. Soit deux individus ayant une même alimentation solide, buvant l'un et l'autre des boissons analogues ; il est certain que si l'un boit beaucoup plus que l'autre on est en droit de qualifier de polydypsique celui qui boit davantage sans motif apparent.

Il est certain que dans ces conditions d'alimentation ordinaire le brightique boit plus (et par conséquent urine plus) que l'homme sain, c'est un fait clinique trop souvent constaté, pour qu'il soit nécessaire d'y insister. La polyurie brightique existe donc bien au sens réel et absolu du mot, et la confusion souvent faite entre la polyurie fait du régime et la polyurie fait de la maladie n'enlève en rien sa valeur à ce symptôme.

Mais s'il est vrai qu'avec une alimentation ordinaire le brightique boit plus et urine plus que l'homme sain, nous pensons par contre que cette polyurie du brightique tient autant à l'incongruence du régime qu'à la maladie même.

Nous savons aujourd'hui que notre alimentation habituelle disconvient au brightique par l'excès de sa ration saline. Or, nous avons constaté que si l'on rationne le sel convenablement on fait disparaître du même coup la polyurie. A un régime convenable un brightique n'est plus polyurique. Il faut donc considérer la polyurie du brightique comme un signe pathologique mais un peu artificiel auquel collaborent à la fois le malade et le médecin.

L'effet du régime déchloruré sur la polyurie brightique est presque toujours très net et immédiat. Mais disons-le encore, par régime déchloruré, il ne faut pas entendre un régime où entre du lait ; car si l'on donne du lait à un malade, il boira à coup sûr en surplus de la tisane ou autre liquide pour s'ôter le goût du lait, le lait augmentera la quantité de liquide ingéré sans étancher la soif. Dans le régime déchloruré on doit laisser le malade boire avec une entière liberté à sa soif, toutes les boissons qui lui plaisent telles que de la bière, du thé, de la tisane, mais ne pas accorder de lait. L'effet du régime déchloruré ainsi conçu est tel que les plus grandes polyuries tombent rapidement à 1 litre 3/4 et même 1200 grammes par jour. On remarquera que dans toutes nos observations de brightiques soumis au R. déchloruré pur, l'urine était de volume moyen.

Mais dans certaines observations on saisira sur le fait l'effet de l'adjonction du sel sur le volume des urines : c'est ainsi que le malade de l'observation I, qui durant son séjour à l'hôpital buvait ad libitum de la bière, du thé, du vin ou de la tisane n'urinait en moyenne que 1200 cent. cubes lorsqu'il était à un régime hypochloruré et urinait au contraire immédiatement plus de deux litres lorsqu'il mangeait salé comme un individu normal.

Nous admettons donc que la polyurie tout en étant bien un symptôme de brightisme disparaît ou à peu près lorsque le brightisme est traité par une diététique convenable.

4° *Albuminurie*. — L'albuminurie au cours de la néphrite interstitielle est peu abondante ou bien absente. L'absence de l'albuminurie est un fait très important car elle amène à interpréter le résultat de l'examen d'urines avec une extrême prudence. Lorsqu'on ne trouve pas d'albumine dans l'urine l'on est toujours tenté d'écarter le diagnostic de brightisme. L'épreuve des diètes hyperchlorurées et hypochlorurées nous apporte, s'il en était nécessaire, un supplément de preuve en faveur de l'existence du mal de Bright sans albuminurie.

L'effet de la chloruration sur l'albuminurie est difficile à schématiser. Il nous a cependant paru que la déchloruration diminuait le taux de l'albumine lorsqu'il existait (voir observat. XII) ou même pouvait la faire disparaître lorsque cette albuminurie était très légère (obs. I). Tous les malades chez lesquels se produisait ce phénomène étaient des individus porteurs d'œdèmes. On sait que M. Widal fait jouer à l'œdème rénal un rôle important dans les phénomènes de l'albuminurie chez les épithéliaux, c'est pourquoi il nous a paru intéressant de souligner ce fait de la coïncidence de l'œdème et de l'albuminurie chez les interstitiels.

Inversement la chloruration peut faire apparaître l'albumine chez des individus où elle était absente lors d'un régime hypochloruré. M. Castaigne et Rathery avaient déjà signalé ce fait (1).

5e Tension artérielle.

Avant d'aborder les effets de la chloruration sur la tension artérielle chez les brightiques nous voudrions dire un mot sur l'extrême difficulté que l'on éprouve à étudier exactement ce symptôme important.

La principale difficulté que l'on cite souvent est l'altération athéromateuse des artères qui rendrait l'examen impossible. Le durcissement de l'artère s'opposerait à l'écrasement régulier par l'ampoule de Potain. De fait cette éventualité est exceptionnelle. En pratique on a rarement affaire à ces artères dures. D'ailleurs la difficulté est facile à tourner, il n'y a qu'à laisser pareils malades de côté, et ne s'adresser qu'aux malades à artères souples dont on trouvera toujours un nombre suffisant, car ces malades sont la grande majorité des brightiques.

L'unique difficulté de l'étude de la tension artérielle provient de l'instabilité de la tension des malades. S'il est en effet des malades dont la tension reste immuable à des pressions très hautes, il en est un certain nombre dont la pression varie d'un instant à l'autre. Ces variations de pressions chez les hypertendus peuvent en dehors de toute action des chlorures se présenter dans deux circonstances.

Dans les premiers cas on peut observer des variations de tensions considérables sous l'influence d'un effort, d'une douleur, d'une médication inopportune donnant de la céphalalgie.

(1) Castaigne et Rathery. *Etude expérimentale de l'action des solutions de chlorure de sodium sur l'épithélium rénal.* (*Sem. méd.*, 1903, p. 309).

C'est ainsi que M. Vaquez (1) a relaté le cas d'une hémoptysie consécutive à une injection de gélatine ; la pression artérielle prise immédiatement après cette injection révéla une élévation de pression notable ; c'est un exemple clinique du fait physiologique si connu de l'hypertension douloureuse observé chez les animaux. On sait en effet qu'il suffit de pincer le sciatique d'un animal pour qu'immédiatement sa tension s'élève de plusieurs centimètres de mercure. De notre côté sur un même malade nous vîmes la tension s'élever brusquement pendant les quelques instants qui suivirent une chute douloureuse sur les fesses, et de même la tension s'élever consécutivement à une administration de théobromine, médicament qui n'a cependant pas la réputation d'être hypertenseur mais qui avait provoqué une céphalée intense.

Toutes ces causes d'hypertension ne sont guère troublantes, car leur effet est passager, et leur rôle peut être facilement précisé.

Ce qui rend vraiment l'étude de la tension difficile c'est que chez certains malades, sans causes aucunes, la tension peut varier d'une minute à l'autre et dans de très larges limites entre 23 et 29 par exemple. Au début de nos observations nous étions tentés de ne voir dans ce fait que le résultat d'une technique défectueuse. Mais nous avons trop souvent constaté ce fait en nous appliquant à prendre la tension dans des conditions identiques pour que nous ne puissions n'y point voir un fait absolument certain. Nous rapprocherions volontiers ce fait de ce que nous connaissons des hypertensions expérimentales où la tension prise directement par une canule placée dans l'artère donne des résultats inattaquables. On voit exactement le même phénomène. Si l'on électrise d'une façon permanente le sciatique, si l'on injecte de l'adrénaline à un chien, si on l'asphyxie, on influe sur sa tension artérielle par des agents dont l'action peut être considérée comme constante (du

(1) Vaquez. Bull. et Mém. de la Soc. médic. des hôp. de Paris, 6 nov. 1903 p. 1187.

moins pendant quelques minutes). Or on constate toujours dans ce cas que l'effet produit se dessine en une courbe absolument irrégulière ; l'ensemble de la courbe est bien un plateau surélevé mais dans le détail de cette courbe on voit des vallées et des pics.

Ce rapprochement nous le savons n'est pas une explication, mais il souligne la vraisemblance du fait clinique et le fait clinique mérite d'être connu, car son ignorance pourrait amener des erreurs dans l'interprétation de l'action des agents hypertenseurs.

Les malades dont la tension était variable d'un instant à l'autre sans causes apparentes, nous les avons suivis d'abord un certain temps pour nous assurer de la variabilité de leur tension, mais nous les avons ensuite complètement éliminés du cadre des malades chez qui nous voulions étudier la pathogénie de l'hypertension.

D'autre part un enseignement se dégage de ce fait, c'est que pour avoir le droit de parler d'une modification de la tension artérielle, il ne suffit pas de pendre la tension un petit nombre de fois et à des intervalles irréguliers, mais il faut absolument : 1° s'assurer de ce que la tension est fixe pendant plusieurs jours lorsque le malade est à un régime constant : 2° ex plorer régulièrement ensuite pendant plusieurs jours la tension durant le régime modifié. Une tension prise 3 ou 4 fois ne saurait avoir aucune valeur.

Envisagées dans leurs rapports avec la tension artérielle, la chloruration et la déchloruration ont des effets qui sont schématiquement les suivants : la déchloruration abaisse la tension artérielle, la rétention chlorurée l'élève.

Mais pour qu'une pareille réaction soit possible à l'organisme, il faut, avant tout, que le système cardio-vasculaire ait une tonicité suffisante. Cette condition est assez généralement remplie par les brightiques dont le cœur, souvent, reste vaillant jusqu'à la période agonique ; les brihgtiques qui meurent en hypertension constituent la majorité des malades. Mais il n'est pas rare cependant d'observer des brightiques dont le cœur est atteint de ce qu'on est convenu d'appeler myocardite : quoiqu'il en soit de la nature de cette affection il n'en est pas moins vrai que le cœur de ces malades qui présente de l'arythmie ou de la tachyarythmie est absolument incapable de réagir aux chlorures (observat. III).

De ces faits nous pouvons rapprocher l'exemple qui nous a semblé très rare d'un malade à la fois addisonien et brightique. Sa pression à un régime chloruré était de 9 à 9 et demi, sous l'influence du régime chloruré, elle monta à peine à 10 et 11 (observation XII). Dans cette observation l'atonie cardio-vasculaire est amplement expliquée par la maladie.

En général pour que l'organisme réagisse aux chlorures il faut que l'organisme soit susceptible de réaliser des rétentions. Dans ces conditions la tension monte si la rétention se réalise et baisse si la rétention se résout.

Dans l'observation I, nous commençons l'étude de notre malade avec une tension artérielle initiale de 29. Sous l'influence du régime lacté cette tension baisse peu à peu jusqu'à 23 ; pendant une période de régime déchloruré la tension oscille entre 20 et 23.

Si nous examinons quelle modification des urines correspond à cette chute de tension nous voyons qu'il s'est produit une décharge chlorurée de 50 gr. coïncidant avec une chute de poids de deux kilogr. Nous soumettons ensuite le malade à un régime chloruré (bouillon), la tension remonte à sa valeur initiale. Lorsque la chloruration est suspendue, la pression s'abaisse à nouveau. Enfin dans la dernière épreuve chlorurée nous faisons croître la tension artérielle du malade simplement par l'administration de cachets de sel en nature ; l'ingestion de chlorures étant chaque fois suivie d'une rétention chlorurée marquée.

Dans les autres observations II, VII, VIII, X, etc., nous voyons se développer une série de phénomènes analogues.

Dans les périodes maniables, de la maladie lorsque le malade se chlorure et se déchlorure aisément on peut donc aussi faire varier la tension à volonté. Mais il faut bien le dire, si c'est là la règle très générale, parfois on ne manie pas comme on veut la chloruration du malade. C'est ainsi que dans une observation (1) où le malade présentait une tension très basse, 10 à 11; lors d'un régime hypochloruré (ce malade présentait une insuffisance aortique pure en plus de son brightisme, la tension se relève à 15, 16 et 17 au cours de la chloruration. A ce moment nous nous efforçons de faire redescendre sa tension, en soumettant ce malade à un régime hypochloruré, mais le régime reste absolument impuissant à faire déchlorurer le malade et en conséquence la tension reste très au-dessus de son niveau primitif comme le démontre la courbe. Chez un autre malade (observation I), nous faisons d'abord varier la tension à notre guise, parce que nous faisons varier sa chloruration à volonté ; mais à la fin de l'observation nous constatons que nous sommes beaucoup moins maître de sa tension et nous voyons en même temps qu'alors la rétention chlorurée ne se résout qu'incomplètement par le régime de chloruré et que concomitamment à ce phénomène le poids du malade reste augmenté d'au moins deux kilogr. d'œdème. Dans d'autres cas la tension artérielle reste très longuement au-dessus de la normale malgré la rigueur du régime déchloruré, elle ne baisse que très lentement ; on constate alors que la déchloruration se produit avec une très grande lenteur ; on conçoit que lorsqu'on a mis un mois et plus à déchlorurer un malade et à faire baisser sa tension il demeure fastidieux d'essayer une déchloruration d'ailleurs souvent impossible en raison de la sortie spontanée du malade). Ce sont là des expériences très pénibles en raison de leur longueur même. Enfin dans certains cas on constate que la tension artérielle très élevée ne se modifie pas malgré le régime déchloruré ; l'examen des urines montre qu'il ne se produit aucune déchloruration. Examinées, isolément ces dernières observations ne comporteraient aucune signification ; rapprochées des précédentes il nous semble qu'elle constituent une preuve de plus quoique négative cette

(1) Publiée dans les Archives générales de Médec. 1903, et non reproduite ici.

fois du rapport de la chloruration et de la tension artérielle.

L'élévation de tension artérielle qu'on peut obtenir par les chlorures est souvent considérable, elle est souvent de 5, 6 cent. de mercure et plus. Il n'y a donc pas d'illusion possible sur la réalité même du phénomène. La quantité de sel qui doit être retenue pour modifier la tension artérielle est très variable selon les sujets, elle peut n'être que de 20 ou 30 gr. ; chez d'autres elle doit atteindre des taux plus élevés. Il nous a semblé qu'elle doit être d'autant plus petite que le malade fait moins d'œdème et inversement.

Le temps nécessaire pour amener une augmentation permanente de la tension artérielle est très court, le plus souvent par la déchloruration on observe une élévation très nette de la tension dès le troisième jour.

L'effet de la déchloruration est souvent plus capricieux ; parfoison observe un abaissement de la pression dès le début de la déchloruration, parfois l'abaissement de pression ne se produit qu'à la fin de la déchloruration ; enfin au moment des fortes déchlorurations on peut observer une élévation temporaire de la tension (voir observation VII) (1). Pourquoi ces diverses modalités, rien dans nos observations ne nous permet de le dire.

Le rôle de la chloruration sur la tension artérielle ne nous semble pas avoir encore été relaté dans la littérature médicale Depuis les observations que nous avons publiées à M. Beaujard, M. Lamy a bien voulu nous communiquer l'histoire d'un malade où le rôle du chlorure de sodium a paru des plus nets. On trouvera colligées dans le livre de M. Bergouignan (2) un certain nombre d'observations d'où il appert très claire-

(1) L'élévation momentanée de la pression artérielle au moment d'une décharge chlorurée est extrêmement fréquente. Ce phénomène se voit nettement dans les observations publiées par M. Chauffard. *Soc. Méd. des hôp. de Paris*, 26 juin 1903, p. 750 et 752. — Il nous semble se rapprocher des phénomènes éclamptiques signalés chez certains brightiques au moment des grandes débacles polyuriques.

(2) La cure d'Evian, 1905.

ment que le régime hypochloruré abaisse la tension artérielle (1).

Pour établir le rôle du chlorure de sodium dans les modifications de la tension il ne suffit pas de faire passer un malade d'un régime hypochloruré à un régime hyperchloruré, il faut que par ailleurs le reste de l'alimentation reste identique. C'est toujours ce que nous avons pu réaliser la plupart du temps en soumettant le malade au régime déchloruré ordinaire qui comprend de la viande et des légumes sans sel et que les sujets toléraient parfaitement sans aucune répugnance. Il nous a cependant semblé que cette constance du régime solide était encore insuffisante pour servir de base aux déductions sur le rôle des chlorures. Bien des auteurs admettent que certains aliments comme la viande et l'alcool sont hypertensifs. C'est pourquoi la plupart de nos malades buvaient à volonté du vin, ou de la bière, et que nous nous efforcions de leur donner le plus de viande possible. Quant à la nocivité du bouillon signalée par M. Potain nous avons pu nettement prouver que le sel en était le seul principe nocif en donnant à une malade (observation VII) alternativement du bouillon salé et du bouillon non salé fait toujours avec une grande quantité de viande.

En dehors du sel il nous semble donc que rien dans l'alimentation commune ne soit capable de modifier la tension artérielle de l'homme.

Si nous examinons maintenant les substances ne faisant pas partie habituelle de notre alimentation et qu'on dit capables d'élever la tension nous en trouvons deux : le sulfate de soude et l'urée.

(1) M. Laufer a signalé que l'ingestion de sel provoquait de l'hypertension chez les brightiques. L'auteur signale cet effet comme momentané. Tout autre est le sujet que nous traitons ici et qui est l'hypertension permanente. Une hypertension momentanée est sans intérêt car on peut dire que n'importe quoi suffit à la provoquer. C'est ainsi que dans les classiques on voit qu'un repas banal suffit à l'évoquer (voir pour plus de détail : Broadbent, the Pulse ; Potain loco citato, etc.) Dans le fait signalé par M. Laufer l'intérêt eût été devoir s'il y avait rétention de chlorures chez ces hypertendus momentanés. L'auteur a négligé ce point essentiel.

Von Basch (die Herzkrankheiten bei Arteriosclérose, p. 74. Berlin, 1901), remarque que lorsque sous l'influence des cures d'eaux sulfatées sodiques, les malades augmentent de poids, leur tension s'élève aussi. Ce fait avancé par l'auteur allemand qui s'est occupé avec la compétence que l'on sait de la tension artérielle, est des plus intéressant, puisqu'il est absolument analogue à celui qu'on observe pour les chlorures. Il amène à penser que ce ne sont pas les chlorures qui sont hypertensifs par eux-mêmes mais que ce sont les troubles de sécrétions urinaires provoqués par l'alimentation hyperchlorurée qui seraient la vraie cause de l'hypertension.

M. Achard et Paisseau signalent de leur côté une action modérément et momentanément hypertensive de l'ingestion d'urée, nous n'avons pas de notre côté retrouvé le fait signalé par ces auteurs (Semaine médicale, 6 Juillet 1904).

A voir cliniquement le sel agir si nettement sur la tension artérielle on supposerait volontiers qu'expérimentalement on reproduirait facilement l'hypertension par les chlorures. Il n'en est rien.

Au point de vue expérimental voici ce que nous savons de par les observations de Mr Mayer (in Essai sur la soif, Paris, 1902). Une injection intra-artérielle rapide de solution de sel marin hypertonique amène chez le chien une élévation rapide de la tension artérielle. Cette hypertension atteint 4 à 6 ct. de Hg., elle dure de 5 à 7 minutes. Lorsque l'on fait ingérer au chien de l'eau salée on observe de même une hypertension passagère.

Une pareille hypertension légère et passagère s'obtient assez facilement de diverses manières, mais elle nous intéresse parce qu'elle est produite par le NaCl. En raison de ces résultats nous avons pensé qu'en modifiant les conditions d'expérience nous pourrions obtenir une hypertension permanente. Nous avons pensé pour cela, qu'il suffisait d'injecter de fortes doses de sel et d'empêcher leur élimination par le rein. Nous avons donc lié les uretères à des chiens ; nous leur avons injecté rapidement par les veines des solutions hypertoniques à 20 et 25 % de NaCl. à raison de 4,90 de NaCl. par kilogr. de chien. Le résultat a été absolument nul au point de vue de la tension (Nos expériences diffèrent de celles de M. Mayer en ce que cet auteur a injecté par l'artère et nous par la veine).

Nous avons pensé alors qu'il serait bon de mettre les animaux en état d'urémie préalable en liant les uretères 48 heures avant l'injection. Dans ces nouvelles conditions le résultat a été encore nul.

Ces expériences par leur négativité nous paraissent importantes car elles montrent d'une façon décisive que l'imprégnation saline de l'organisme est radicalement incapable de faire varier la tension artérielle. Dire par conséquent que la rétention chlorurée fait croître la tension est une expression absolument fausse prise au pied de la lettre : elle n'est vraie que si on y ajoute, chez certains individus, et avec des conditions adjuvantes.

FACTEURS ADJUVANTS DE L'HYPERTENSION ARTÉRIELLE

1. *Facteur cardio-vasculaire.* — Pour peu que l'on étudie les cœurs des hypertendus on est frappé de leur hypertrophie constante.

L'hypertrophie cardiaque est-elle la cause initiale de l'hypertension ou n'est-elle que le résultat d'une adaptation du cœur ayant à lutter contre des obstacles exceptionnels dans l'appareil circulatoire ? Il est impossible de donner de l'une ou de l'autre de ces hypothèses une démonstration rigoureuse : il faudrait pouvoir comparer période par période la marche de l'hypertension.

Or le plus souvent lorsqu'on examine des brightiques l'hypertension et l'hyperthrophie cardiaques sont déjà constituées de longue date, l'examen est toujours trop tardif pour vérifier la précession de l'un ou de l'autre phénomène. On en est donc réduit à des hypothèses. En général on admet que l'hyperthrophie cardiaque est consécutive à la néphrite interstitielle.

La néphrite interstitielle provoque de la vaso-constriction et le cœur lutte contre cette vaso-constriction en s'hypertrophiant. Le seul fait positif que nous puissions à l'heure présente donner, sinon comme une démonstration de cette pathogénie, du moins comme une présomption en sa faveur est l'hypertrophie cardiaque constatée chez le malade atteint de l'affection dite rein polykystique. Le rein polykystique donne souvent un ensemble de troubles fonctionnels absolument comparables à ceux de la néphrite interstitielle, et entre autre, de l'hypertension artérielle ; à l'autopsie on trouve un cœur hypertrophié comme dans cette dernière maladie.

Etant donné que le rein polykystique est une affection congénitale, que l'hypertrophie cardiaque ne se constitue jamais qu'au cours d'une affection cardiaque ou rénale, il est assez naturel d'admettre qu'ici l'hypertrophie cardiaque est consécutive à la lésion rénale qui est congénitale. C'est l'opinion qu'ont développé M. Aubertin, Soc. anat. 1904, et M. Ménétrier et Bloch, Soc. Méd. des Hôp., 9 juin 1905.

Le rôle des vaisseaux est non moins difficile à élucider. On admet que ce rôle intervient à un triple chef : par des phénomènes vaso-constricteurs, par des lésions athéromateuses gênant le cours du sang et nécessitant une pression plus élevée pour que le cours du sang ne soit pas troublé ; enfin par des lésions d'artério-sclérose jouant dans les petits vaisseaux le même rôle que l'athérome joue dans les grands vaisseaux.

Le rôle de la vaso-constriction semble absolument indéniable. Nulle part il n'est plus évident que dans l'hypertension de la colique saturnine. On sait qu'au cours d'un accès saturnin la tension artérielle varie d'une minute à l'autre dans des proportions considérables, la tension est par moment de 18, par moment de 27 ; il est absolument impossible de par ce que nous apprend la physiologie expérimentale d'expliquer ces variations de tension sans faire intervenir des variations de calibres artériels ou artério-capillaires. En effet chaque fois que chez le chien nous provoquons par l'adrénaline, la douleur ou un autre facteur une hypertension artérielle, nous voyons que le substratum physiologique de cette hypertension est une vaso-constriction plus ou moins généralisée. La vaso-constriction peut donc modifier la tension artérielle, devons-nous en conclure que les brightiques hypertendus sont en état de vaso-constriction perpétuelle ? C'est là un problème sur lequel les opinions sont partagées et qui semble insoluble. Beaucoup d'auteurs répugnent en effet à admettre qu'un phénomène physiologique paroxystique comme l'est une vaso-constriction intense puisse se maintenir durant des jours entiers (Krehl). C'est pourquoi tout en admettant la vaso-constriction comme facteur temporaire de l'hypertension artérielle beaucoup d'auteurs pensent qu'un phénomène constant comme l'hypertension s'expliquerait mieux par une lésion anatomique constituée jouant le même rôle que la vaso-constriction mais ne nécessitant pas une mise en jeu d'une excitation « extraordinaire » du système nerveux. D'où la grande importance accordée à l'athérome et à l'artério-sclérose.

La question du rôle de l'athérome et de l'artério-sclérose est loin elle aussi d'être élucidée.

Pour l'athérome nous savons qu'elle est fréquente chez les hypertendus mais qu'elle peut manquer aussi totalement chez eux, et que d'autres fois l'athérome existe chez des individus qui ne sont pas hypertendus. Si donc l'athérome peut modifier la tension il est impossible d'admettre qu'elle intervienne toujours et nécessairement dans l'hypertension (1).

Pour l'artério-sclérose le problème est encore beaucoup plus complexe et sa complexité vient surtout de ce que nous ne savons pas encore ce qu'est l'artério-sclérose. A l'autopsie des brightiques on trouve souvent des épaississements des tuni-

---

(1) L'expérimentation de son côté confirme ces conclusions. Les expériences de M. Josué et Lœper montrent la facilité avec laquelle on produit l'athérome chez le lapin ; ces expériences montrent qu'il n'y a pas d'hypertrophie cardiaque concomitante (De notre côté à M. Beaujard nous avons voulu reproduire chez le chien de l'athérome artérielle par l'adrénaline (voir observations). Nous avons malheureusement complètement échoué dans notre entreprise.

ques capillaires dans le rein, des lésions plus discrètes dans le cœur, souvent elles manquent dans le foie, ces lésions sont enfin très mal connues dans les territoires très importants du tube digestif et des muscles. Dans cette question tout est encore obscurité.

Le rôle du facteur sanguin est plus facile à élucider. Ce rôle est sans importance. Le sang peut intervenir par son volume et sa consistance. La diminution du volume du sang lorsqu'elle est faible n'influence pas la pression ; lorsqu'elle dépasse un certain taux elle fait tomber brutalement la pression pendant quelques instants, mais bientôt après on voit la pression se relever à son niveau primitif (Hayem, voir observation personnelle).

Inversement la pléthore sanguine est sans influence. On peut injecter du sérum physiologique en telle abondance qu'on voudra dans les veines d'un chien, on ne modifiera en rien sa tension.

La viscosité du sang en s'opposant dans une certaine mesure au libre cours du sang nécessite une pression intra-vasculaire déterminée pour que le sang s'écoule avec une vitesse convenable. La viscosité est approximativement proportionnelle à la teneur du sang en globules rouges et en albumines solubles ; son rôle est très minime, comparé à celui de la vaso-constriction. L'obstacle que la viscosité apporte au cours du sang ne peut en raison de sa nature même varier à peine que comme 1 est à 2 tandis que l'obstacle apporté par le rétrécissement des vaisseaux varie souvent comme 1 est à 100 et plus (Loi de Poiseule, le frottement des capillaires augmente en raison inverse de la quatrième puissance du diamètre des vaisseaux). D'ailleurs chez le brightique la viscosité est ou normale (Hirsch et Beck, observations personnelles) ou diminuée. Il est donc impossible de faire intervenir la viscosité comme facteur de la tension artérielle.

Il nous reste à étudier le facteur nerveux. Nous avons abordé le premier élément de cette question en abordant la vaso-constriction en général.

Nous avons encore à étudier le rôle des capsules surrénales. Les surrénales quelque soit leur mode d'action ne peuvent agir que comme glandes vaso-constrictives ou cardio-toniques.

M. Vaquez a le premier attiré l'attention sur la coïncidance de l'adénome surrénal et de la néphrite chroniqne. (Soc. Méd. des Hôpitaux, 1904).

Nous avons étudié systématiquement avec M. Aubertin (Soc. Méd. des Hôpit., 1904), l'histologie des surrénales dans les cas de néphrites interstitielles avec hypertension, des néphrites non interstitielles et d'affections banales. Nous sommes arrivés en nous basant sur une trentaine d'observations (dont 11 de néphrite interst. avec hypertension constatée pendant la vie) à ces conclusions :

L'hyperplasie adénomateuse sinon l'adénome est constante dans la néphrite interstitielle, elle est rare dans les autres affections (néphrites épithéliales, maladies diverses). Il y a donc une coïncidance remarquable entre l'hyperplasie adénomateuse et la néphrite interstitielle.

S'ensuit-il que l'hyperplasie adonémateuse qui coïncide par conséquent avec l'hypertension artérielle soit la cause de cette dernière ? Nous ne le pensons pas. Nous estimons qu'entre ces deux éléments il n'y a pas de rapport de causes à effet.

A l'autopsie d'un malade de M. le Docteur Lamy, malade qui avait présenté des signes de diabète et une hypertension artérielle marquée nous n'avons pas vu d'hyperplasie adonémateuse des capsules. Il y avait donc ici hypertension et pas d'hyperplasie surrénale.

D'autre part l'hyperplasie surrénale peut exister dans des cas où il n'y a ni néphrite interstitielle ni hypertension (ni gros cœur).

L'hyperplasie surrénale porte sur l'écorce non adrénaligène et non sur le centre adrénaligène.

Enfin si l'adénose était la cause de l'hypertension, comment expliquer que cette lésion constante donne des modifications de pression inconstantes ?

Mais si nous pensons que l'adénome surrénale n'explique

pas l'hypertension nous ne voulons nullement en conclure que la capsule surrénale soit inutile au maintien de la tension sanguine. Si les faits précités démontrent que la capsule surrénale ne crée pas l'hypertension d'autres faits démontrant également que la capsule surrénale est nécessaire comme soutient de la tension artérielle. L'ablation des capsules surrénale fait tomber la tension artérielle. Cliniquement cette suppression est réalisée par la tuberculose des surrénales. On sait combien est basse la tension chez les adisoniens. Enfin nous avons relaté l'observation d'un brightique chez qui il y avait en même temps maladie d'Addison et mal de Bright ; la tension de ce malade était très basse.

De nombreux facteurs collaborent donc à la formation du terrain sur lequel la rétention chlorurée fait apparaître l'hypertension artérielle.

Par quel mécanisme la rétention chlorurée intervient-elle sur ce terrain propice ? Il n'y a que deux hypothèses possibles. Le sel qui n'estpas hypertenseur pour l'organisme normal pourrait être hypertenseur pour l'organisme pathologique. Cette hypothèse est peu vraisemblable. L'imprégnation saline serait la manifestation apparente d'une imprégnation latente de toxines hypertensives. Cette théorie est plus vraisemblable : Mais rappellons qu'elle est une pure hypothèse. Toutes les toxines d'origine animales que nous connaissons donnent expérimentalement de l'hypotension. Or ici les toxines animales suspectées donneraient de l'hypertension.

CONCLUSIONS

1° La rétention chlorurée est très fréquente au cours de la néphrite interstitielle.

2° Elle affecte parfois dans cette maladie une forme spéciale, à savoir la forme sèche.

3° Elle est parfois l'unique symptôme révélateur de la maladie.

4° Elle aggrave toute la symptomatologie de la maladie.

5° Elle aggrave en particulier l'hypertension artérielle et à ce titre nous apparaît comme l'unique facteur que nous connaissions encore des modifications permanentes de la tension artérielle.

EXPÉRIENCES

ET

OBSERVATIONS

EXPÉRIENCES ET OBSERVATIONS

DU RÔLE DES LYMPHAGOGUES DANS LA FORMATION DES ŒDÈMES

Il existe à l'heure actuelle au moins trois théories pathogéniques des œdèmes (non cardiaques).

a) Une théorie qui fait de l'imperméabilité rénale la cause essentielle de l'accumulation de l'eau salée dans les tissus.

b) Une théorie pour laquelle les humeurs œdémateuses sont directement attirées dans les tissus par des substances albuminoïdes toxiques rentrant toutes dans la première catégorie des lymphagogues de Heidenhain (peptone, nucléines, extraits de sangsues, toxines microbiennes, etc.).

c) Une théorie mixte pour laquelle la lésion rénale causerait l'accumulation de ces lymphagogues dans les tissus et *indirectement* la rétention hydrosaline.

L'objet de cette note est de montrer quels faits on peut invoquer en faveur du rôle de lymphagogues dans la formation des œdèmes.

Les lymphagogues de la première catégorie de Heidenhain ont parmi leurs nombreuses propriétés celle de concentrer le sang, contrairement aux lymphagogues de deuxième catégorie qui en solution, hyper-tonique (exemple : sel marin) diluent le sang — du moins momentanément dans les deux premières heures de l'expérience. D'après la théorie lymphagogue on n'admet que « concentration du sang — esquisse d'œdème ».

Dans quelle mesure cette formule peut-elle être prise en considération ?

La concentration du sang invoquée est-elle réelle ? correspond-elle réellement à une hydratation des tissus ? est-elle un phénomène général ? est-elle intense ?

1° La concentration du sang invoquée est réelle. Elle est établie sur des examens de résidu sec du sang total, sur des numérations de globules. Après l'injection de la plupart des lymphagogues de première catégorie, tous les auteurs ont constaté que la globulie s'exagère et que le résidu sec augmente.

2° Cette concentration de sang correspond bien à une hydratation des tissus. L'eau qui quitte le sang passe bien dans les tissus, car la concentration du sang s'observe même après ligature des uretères et d'autre part la sécrétion salivaire n'est pas augmentée (la sécrétion intestinale n'a été signalée comme augmentée par aucun auteur).

3° Cette concentration est un phénomène général pour tous les lymphagogues de première catégorie. Heidenhain l'a observé pour un très grand nombre de ces substances, Gley et Camus (*Soc. de Biol.*, 1896, p. 787) l'ont particulièrement étudiée pour les peptones, Charrin, Athanasiu et Carvalho (*Soc. de Biol.*, 1896, p. 860) pour la toxine pyocyanique, etc. (1). Par anologie on attribue un pouvoir concentrateur du sang analogue aux déchets toxiques provenant du fonctionnement de l'organisme lorsque ces déchets ne sont pas éliminés par le rein.

4° Cette concentration est un phénomène intense.

a. Elle se produit très vite. Elle est appréciable au bout de dix minutes et progresse souvent durant une heure.

b. Elle atteint un degré considérable :

Athanasiu et Carvalho, (*Société de Biologie*, 1896, p. 169).

Avant injection de peptone, globules rouges ...	6.800.000
Après — — — ...	8.676 000

(1) Hamburger (*Osmotischer Druck und Ionen Lehre*, Wiesbaden, 1903), dans son chapitre : OEdem u. Hydrops, expose la théorie lymphagogue des œdèmes. L'argument qu'il donne pour prouver que les lymphagogues qu'il envisage sont œdémisants nous semble insuffisant. Il se contente de constater que les lymphagogues sont lymphagogues. Mais le sel marin n'est-il pas à la fois lymphagogue et diluteur du sang en injection hypertonique ?

Expériences personnelles. — Lapin de 2 kil. 100. Injection de l'extrait de 20 têtes de sangsues :

Globules rouges avant l'injection.................. 4.340.000
— — une heure après.................. 7.130.000

Chien de 11 kilogrammes :

Résidu sec avant l'injection.................. 178 0 000
— 10 minutes après 4 gr. 8 de peptone. 201 —

c. Ellle se réalise en dépit d'injections hypertoniques intraveineuses de sel marin dont l'action bien connue est de diluer le sang. *Exemple* :

INJECTION DE NaCl SEUL Dilution du sang		INJECTION DE NaCl PEPTONE Concentration du sang	
Chien de 13 kilogrammes.		Chien de 12 kilogrammes.	
Résidu sec du sang, avant toute injection......	234 0/00	Résidu sec du sang, avant toute injection.	181 00 0
Injection de 55 cent. cubes de NaCl à 30 p. 100		Injection de 55 cent. cubes de NaCl à 30 p. 100 + 6 gr. 50 de peptone.	
Résidu sec après 35 minutes..................	215 —	Résidu sec après 35 minutes..................	204 —
Résidu sec après 1 h. 35 minutes..............	228 —	Résidu sec après 1 h. 35 minutes.....	206
Chien de 14 kilogrammes. *Ligature des uretères.*		Chiens de 18 kilogrammes. *Ligature des uretères.*	
Résidu sec du sang avant toute injection.	252 0/00	Résidu sec du sang avant toute injection.	193 0/00
Injection de 50 cent cubes de NaCl à 30 p. 100.		Injection de 50 cent. cude NaCl à 30 p. 100 7 gr de peptone.	
Résidu sec du sang après 20 minutes..............	198 —	Résidu sec du sang après 20 minutes..............	216 —
Résidu sec du sang après 1 heures..............	207 —	Résidu sec du sang après 1 heure..............	203

Sous réserve de savoir dans quelle mesure les lymphagogues interviennent dans la formation des œdèmes, il est au moins établi que certains lymphagogues ont une action concentratrice du sang ou hydrémiante des tissus et que cette action est si intense qu'il suffit d'ajouter quelques grammes de peptone dans une injection hypertonique de sel marin, pour non seulement voir s'annuler l'effet hydrémiant du sel marin mais même pour faire apparaître le phénomène inverse de la concentration du sang.

(*Travail du laboratoire de M. le Professeur Chantemesse*).

Publié avec M. Beaujard à la Soc. de Biol., 11 juin 1904.

INJECTION D'ADRÉNALINE INTRA-VEINEUSE FAITE A DEUX CHIENS : TENSION ARTÉRIELLE. AUTOPSIE

M. Josué et Lœper ayant signalé la facilité avec laquelle on provoquait l'athérome chez les lapins au moyen des injections intra-veineuses d'adrénaline, nous avons essayé avec M. Beaujard de répéter cette expérience sur deux chiens.

L'adrénaline employée était la même que celle employée par ces deux auteurs ; elle nous fut gracieusement fournie par la société française de produits pharmaceutiques. Nous avons d'ailleurs pu nous rendre compte à plusieurs reprises de sa grande vertu hypertensive.

L'injection fut toujours faite dans les veines pédieuses.

La pression artérielle prise au sphygmomanomètre de M. François Francks au moyen d'une canule placée dans l'artère fémorale fut la même avant toute injection et après la série des injections chez les deux chiens.

A l'autopsie nous ne constatâmes aucune lésion ni aortique, ni cardiaque.

Chien de 13 kilogr.				Chien de 8 kilog.	
Pression art. 14-16.				Pression art. de 11-13	
Pas d'albumine.				Urines albumineuses.	
Le 17 déc. 1903. Adrénal.		1 cc. 3/4		Injection de	1 cc.
20 déc.	—	2 cc.		—	1 cc.
Ni sucre ni alb.					
14 L. 1904		1 cc. 1/2		—	1 cc. 1/2.
16	—	1 1/2		—	1 1/2
19	—	2 1/2		—	1 1/2
21	—	2 1/2		—	1 1/2
23	—	4 1/2		—	1 1/2

Chien de 13 kilog.

27	—	5
2 II.	—	5
5	—	5
8 Ni alb. ni sucre	—	5
13	—	7
15	—	14
22	—	20
25	—	20
1 III.	—	20
3	—	20
7	—	20

Le chien présentait une dyspnée violente au début des injections. Vers les dernières malgré la dose élevée d'adrénaline plus de dyspnée. Press. art. 14-16. Autopsie, aucune lésion.

Chien de 8 kilog.

—	1 1/2
—	3
—	4 1/2
—	5
—	5

Press. art. 11-13
Autopsie rien à signaler.

SAIGNÉE : DILUTION DU SANG. TENSION ARTÉRIELLE

Cette expérience que nous avons renouvelé plusieurs fois mais dont nous croyons inutile de donner les similaires parce-qu'elles sont toutes semblables démontre les faits d'ailleurs classiques à savoir que :

1° Une saignée minime de 10 % du sang total soit de 500 grammes de sang pour un homme robuste, abaisse légèrement la pression pendant 2 minutes puis la relève.

2° Une seconde saignée analogue qui extrait encore 10 % du sang soit au total 18 % (car après la 1re saignée le sang se dilue) n'abaisse pas encore sensiblement la pression ; c'est-à-dire qu'un litre de sang extrait à un homme n'abaisserait pas la pression.

3° Une troisième saignée de même valeur abaisse au contraire brutalement la pression. Il y a donc au point de vue de l'influence de la saignée sur la pression une période critique qui se place vers une saignée de 20 à 30 % du sang total.

4° Une quatrième saignée réduit la pression presque à néant (pouls imperceptible des grandes hémorragies).

5° Lorsque la pression est quasi nulle l'asphyxie peut encore la relever énormément.

Le rôle de l'asphyxie est important. On discute encore le rôle de la raréfaction de l'air sur la tension artérielle. Or d'une part on sait par la clinique et l'expérimentation que la raréfaction de l'air n'augmente pas la pression artérielle (pour la partie expérimentale voir Paul Regnard, Cure d'altitude). (pour la partie clinique voir Potain. Pression artérielle par Tissier). Or cependant on sait combien est funeste aux brigthiques une ascension très rapide à de hautes altitudes. (en chemin de fer à crémaillère) où cependant la fatigue musculaire est nulle. Connaissant d'une part le rôle indéniable de l'asphyxie sur la pression artérielle et la faci-lité avec laquelle les brigthiques font des bouffées d'hypertension sous l'influence de la moindre excitation, il y a peut-être lieu de croire que les brightiques réagissent aux altitudes différemment de l'homme normal, et que l'hypertension des altitudes qui pour l'homme sain est minime puisse devenir considérable pour le brightique.

6° Sous l'influence de la saignée le sang se dilue rapidement dans de grandes proportions de l'eau des tissus passe dans le sang et ramène celui-ci à un volume de plus en plus voisin de son volume primitif.

Chien de 11 kilogr. Injection de 2 cc. de curare à 4 %.

Saignées				Résidu sec du sang	
				avant toute saignée	22 %
1re	de 80g,3	à 5h,29		à 5h,39	21,3 %
2e	» 91, 8	» 5, 39		» 5, 50	21,5 %
3e	» 98, 87	» 5, 50		» 6, 03	21,5 %
4e	» 78, 07	» 6, 03		» 6, 12	19,6 %
5e	» 40, 02	» 6, 12		» 6, 20	19,2 %
6e	» 41, 05	» 6, 20		» 6, 22	18,7 %

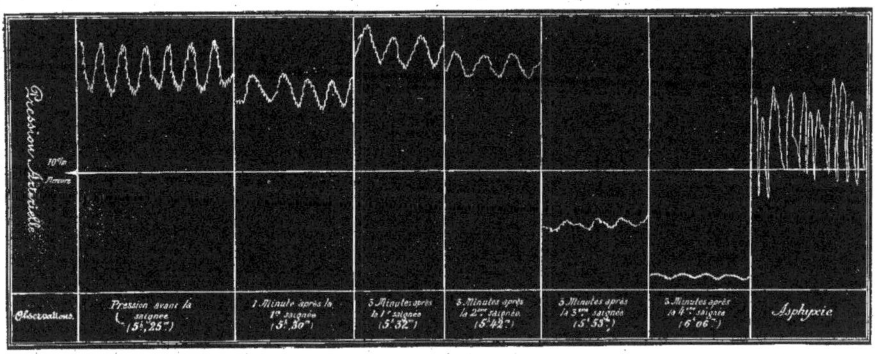

Effets de saignées successives et de l'asphyxie sur la pression artérielle.

Observation I

Hôpital St-Antoine, salle Axenfeld, entré le 15 janvier 1905.

Régime chloruré provoquant : hypertension, céphalalgie, anorexie, œdème, albuminurie et polyurie et inversement.

J. K., âgé de 45 ans, entre le 15 janvier 1905, salle Axenfeld à l'hôpital St-Antoine, à l'occasion d'une angine légère.

J. K. n'avait dans ses antécédents ni scarlatine, ni rougeole, ni fièvre typhoïde, ni accès de goutte ni syphilis. Ses deux seules maladies qui méritent considération semblent avoir été une grippe assez violente en l'année 1902 et un érysipèle en 1904 qui le tint 8 jours alité et au cours duquel on trouva de l'albumine dans ses urines. Il avait toujours été sobre.

En dehors de sa grippe et de son érysipèle, le seul fait encore à noter dans son passé pathologique est une série d'accès de céphalalgie ayant débuté à l'âge de 8 à 10 ans et ayant persisté avec des rémissions de durée variable jusqu'à ce jour ; cette céphalalgie était le plus souvent une céphalalgie simple, mais parfois elle n'était qu'une des phases d'un accès typique de migraine ophtalmique. Ces migraines ophtalmiques ont débuté à l'âge de sept ans ; elles étaient caractérisées par de l'hémianopsie, puis du scotome scintillant, de la céphalalgie avec disparition des phénomènes visuels, enfin des vomissements terminaux.

Présentement le malade se plaint surtout d'une céphalalgie tenace de forme pulsatile. Pas de vertige, mais dyspnée marquée ; l'appétit est bon.

Le facies est légèrement pâle, les artères temporales sinueuses. Pas d'œdème sauf peut-être aux paupières qui semblent très légèrement bouffies.

L'examen du cœur révèle à la percussion un organe très hypertrophié. Le poumon, le foie et la rate sont normaux.

La pression artérielle est de 29, le pouls est à 84.

Légère trace d'albumine dans l'urine.

Le 1er février ce malade qui jusque-là avait sauf les trois premiers jours suivi le régime ordinaire de l'hôpital est mis au régime déchloruré, et pour que le régime soit d'une teneur plus certaine en sel sa cuisine est faite dans le service. Nous estimons son régime qui comprend deux biftecks, 4 œufs, 500 gr. environ de pain déchloruré, 250 gr. de lait le matin, et des pommes de terre à environ 1g.75 de sel.

Le 3 février après, une déchloruration intense, une perte de poids de 2 kilog.; la pression est à 23 ct Hg, la céphalalgie a complètement disparu.

Du 1er février, au 19 du même mois le même régime est suivi, sa pression oscille entre 20 et 22 sans autre exception qu'un jour où à la suite de l'administration d'un gr. cinquante de théobromine, le malade eut un violent mal de tête, et sa tension monta à 25. Dyspnée disparue.

Du 29 février au 1er mars nous chlorurons le malade, sa tension oscille entre 26 et 29. Dyspnée notable.

Du 1er mars au 9 du même mois le malade est soumis au régime déchloruré ; il ne se déchlorure qu'incomplètement son poids reste un peu élevé malgré cela la tension retombe à 24 et 23. Dyspnée diminue.

Le 9 et le 10, le malade absorbe des cachets de sel, sa tension remonte à 27 et 28. Dyspnée notable.

Le 11 le sel est cessé, la tension revient à 23, 24. Dyspnée diminue.

Le bref résumé de cette observation nous montre qu'à trois reprises ce malade sous l'influence d'un régime salé eut une hypertension permanente de 28 à 29 cent. de mercure, et qu'à trois autres reprises sous l'influence d'un régime achloruré la tension baissa la première fois à 20 et 22 et les deux autres fois à 23 et 24 cent.

Nous pouvons donc à notre guise faire varier dans de larges limites la tension de ce malade par la chloruration et la déchloruration.

Si l'on considère le tableau ci-dessous on constate encore qu'à l'hypertension et à la chloruration correspond toujours une rétention chlorurée et qu'à la chute de la tension correspond une charge chlorurée. Remarquons toutefois qu'après la troisième épreuve de chloruration l'organisme n'a qu'incomplètement éliminé ses chlorures et nous pensons que ce fait explique dans une certaine mesure que la tension artérielle ne soit pas redescendue à une moyenne aussi basse que celle de la première période de déchloruration.

Pendant toute la durée de cette observation qui a duré 6 semaines l'unique régime a été le régime carné achloruré, le seul élément variable fut deux fois l'adjonction de bouillon salé et une fois l'adjonction de cachets de sel. Il est donc évident que la viande si souvent incriminée comme cause de l'hypertension artérielle, n'est intervenue en rien dans les modifications de la tension artérielle de ce malade. Il est également certain que chez ce malade l'administration ou la suppression du sel marin a été le seul facteur qui ait modifié sa tension artérielle.

Tel est le premier fait sur lequel nous voulions attirer l'attention : relations de la chloruration et de la tension artérielle, indifférence complète de la tension vis-à-vis de la viande.

Le second fait que nous avons observé très nettement chez ce malade c'est la subordination de la céphalalgie à la chloruration. A chaque période de chloruration le malade se plaignait d'une céphalalgie pulsatile en coups de marteau dans la nuque et les oreilles. A chaque période de déchloruration la céphalalgie disparaissait d'une façon absolue.

Le troisième fait que nous relevons est la disparition d'une albuminurie légère par la déchloruration et l'apparition d'une albuminurie légère par la rechloruration (l'albumine était recherchée par l'acide acétique et la chaleur).

Enfin chez ce malade que nous avons toujours engagé à boire uniquement à sa soif et qui avait à sa disposition de la bière de l'eau et du vin, c'est-à-dire ses boissons préférées, nous avons relevé la plus étroite relation entre le volume des urines émises et la dose de sel ingéré. Notre malade était de ceux qu'il est d'usage de qualifier de polyurique ; avant sa mise au régime achloruré, il urinait plus de deux litres ; après sa remise au régime ordinaire de l'hôpital (mais sans bouillon) il pissait également deux litres et plus. Il suffit de le mettre au régime achloruré pour voir ce polyurique uriner en moyenne 1200 à 1300 cent. cub. d'urine.

L'épreuve de l'élimination provoquée du bleu de méthylène faite à la fin de l'observation nous donne une durée d'élimination de 4 jours.

L'épreuve de l'iodure de sodium ingérée à la dose de un gramme nous donne une élimination de 40 cent. le premier jour et de 15 cent. le second ; à la fin du 4e jour la réaction de l'iodure était à peine marquée.

Au cours de toute cette observation le malade a présenté des variations de poids en général parallèles à la rétention et à la décharge chlorurée. Néanmoins ce parallélisme n'est pas absolument exact. Cette question de discordance légère entre le poids et la chloruration est trop complexe pour que nous en essayions ici une interprétation basée sur la considération de cette seule observation.

Notons enfin qu'au cours d'une chloruration un peu intense ayant amené une hypertension considérable il se produisit une épistaxis prolongée et abondante suivi d'un léger abaissement de pression et qu'inversement qu'au cours d'une période de déchloruration où la pression oscillait entre 20 et 22, l'administration de la théobromine provoqua durant un jour une céphalalgie théobromique intense et une hypertension passagère de 25. Céphalalgie et hypertension semblent ici avoir été des accidents passagers imputables à la même cause : l'intolérance de la théobromine.

A titre d'indication nous signalerons que dans la grande décharge chlorurique du début, la quantité de sulfates éliminée le premier jour fut de 2 gr.35, c'est-à-dire un chiffre normal, ce qui montre que la rétention des chlorures ne s'est en rien accompagnée d'une rétention de sulfates. L'urée éliminée fut pendant les quatre premiers jours de 18 gr., 25 gr. 16 gr., 8 et 18 gr. 8 ; il n'y avait donc pas eu non plus rétention d'urée. Chez ce malade la rétention a porté uniquement sur les chloroses.

	Régime	NaCl. ingéré	Volume des urines	NaCl. excrété	Bilan chloruré	Poids	Pression artérielle	Albumine
1	Régime achloruré + 9 gr.NaCl.	10 g.	3l 300	30.36	20.3	58.700	29	+
2	id.	10	2.350	21.4	11.4		29	
3	Régime achloru-					56.100	23	
	ré seul	1.75	1.200	6.85	5.1		19	
4		1.75	1.300	2.35	0.6	56.000	21	0
5		1.75	1.080	2.45	0.7		22	
6		1.75	1.200	3.95	2.2			
7	20 gr. eau-de-vie allemande (Le NaCl. rendu dans les matières est ajouté à celui des urines.	1.75	1.200	11.60	9.85	56.500	19	
8		1.75	0.550	0.6	—1.15	56.150	22	
9		1.75	0.600	0.81	—0.95			
10		1.75	1.080	1.4	—0.3		21	
11		1.75	1.200	2.2	0.55	57.150	20	

	Régime	NaCl. ingéré	Volume des urines	NaCl. excrété	Bilan chloruré	Poids	Pression artérielle	Albumine
12		1.75	1.000	1.95	0.20		20 ½	
13		1.75	1.200	2.7	0.95			
14	Théobromine 1 gr. 5	1.75	1.250	2.6	0.85	58.150		
15	id.	1.75	1.500	2.4	0.65		25	
16	Suppres. de la Théobr.	1.75	1.300	1.45	— 0.30		21	
17	Purgatif	1.75	1.000	3.80	2.05			
18	Même régime + 1 litre de lait	3.25	1.230	0.45	— 2.80	58.200		
19	id.	3.25	1.100	2.75	— 0.50			
20	Id. 1 L. de bouillon au lieu de lait	13.75	1.270	6.50	— 7.25			
21		16.75	1.400	10.0	— 2.75		29	
22		12.45	1.525	8.6	— 3.80	59.000		
23		11.75	1.900	13.6	1.80		26	
24		9.80	1.400	6.41	— 3.40	59.900		
25	Bouillon 1 L. ½	15.25	1.500	9.0	6.25			
26	id.	17.95	2.000	19.6	1.65	59.600	29	
27	Bouillon 0 L.200	2.50	1.150	7.8	5.30			
28	Bouillon 1 litre	12.5	1.400	12.4	— 0.10	60.000		+
29	id.	11.8	1.710	11.7	— 0.10			
30	Anorexie - aucun aliment	0	0.540	4.45	4.45			
31	Rég. déchloruré + 1 L. de lait	3	1.020	5.85	2.85		23	
32		3	1.500	4.5	1.5		25 ½	0
33		3	0.750	2.7	0.3	59.200	24	
34		3	1.000	3	0			
35		3	0.950	2.3	— 0.70			
36		3	1.200	3.36	0.36	60.200		
37		3	1.100	3.0	0.00			
38	Id. + 10 g. NaCl en nature	13	1.250	6.4	— 6.60		24	
39	Id. + 8, gr. 50	11.5	1.500	10.3	— 1.20		23 ½	
40	de sel en nature	3	1.300	7.6	4.60	61 »	28	
41		3	1.300	5.45	2.45		27	
42		3	1.000	3.4	0.40		24 ½	
43		3	1.350			60.600	24	
44		3	1.200					
45	Régme ordinaire de l'hôpital		1.400					
46			1.600					
47			2.000					
48			2.500					
49			2.000					

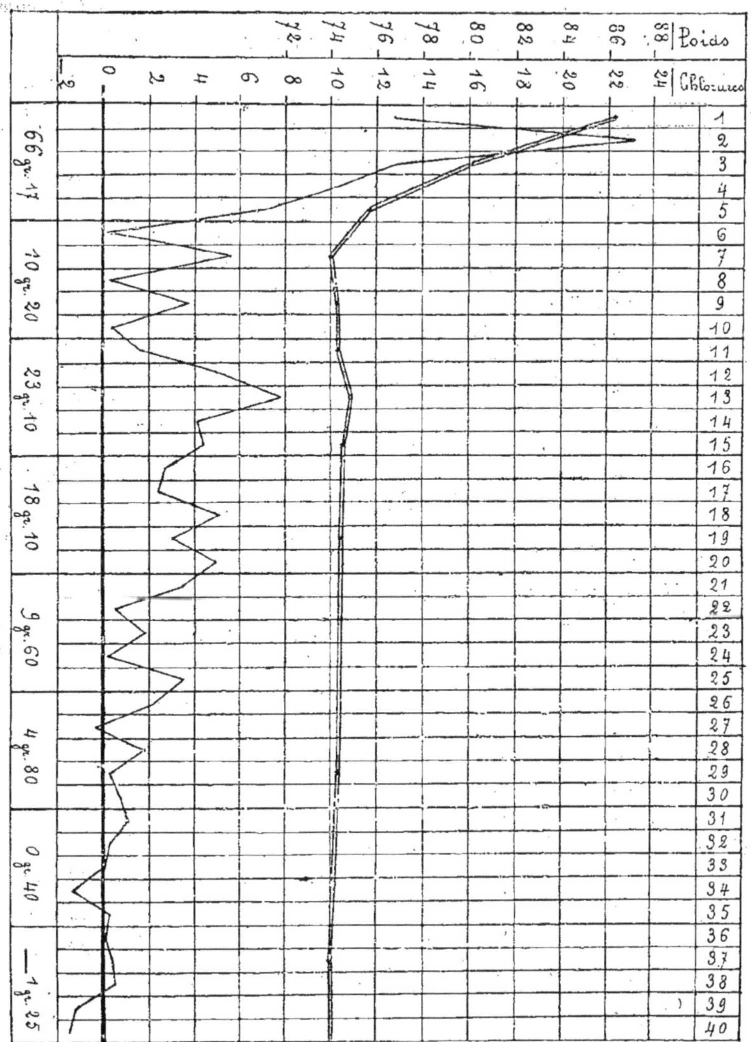

Graphique indiquant les poids du malade et les chlorures éliminés en excès de ceux ingérés. Les bilans chlorurés ont été dressés par cinq jours.

Observation II

Hôp. St-Antoine. Salle Axenfeld. — Entré le 25 novembre 1905.

Malade âgé de 60 ans. — Brightique sans albuminurie. Pas d'œdème cliniquement appréciable mais pré-œdème énorme — Chute rapide de la pression par le régime achloruré.

Dans la deuxième partie de l'observation on constate une véritable rétention chlorurée sèche (*Voir graphique p. 55*).

Jours	Régime	NaCl. ingéré	NaCl. excrété	Bilan de NaCl.	Vol. des urines	Poids	Tension artérielle
	Lait 3 litres						
1	«	5,25					20
2	«	«				86,3	17
3	«	«	18,0	12,8	4,2		15
4	«	«	28,4	23,1	4,9	80,1	
5	Lait 4 litres	7	19,9	12,9	3,9		12
6	«	«	17,2	10,2	4,0	75,7	13
7	«	«	14,1	7,1	3,5		
8	«	«	7,2	0,2	2,6	74	11
9	Rég. achloruré + 2 pot. au lait Bière	3,20	8,3	5,6	2,7		
10	«	«	3,5	0,3	1,2	74,3	12
11	«	«	6,5	3,7	1,8		
12	«	«	2,8	— 0,4	1,5		11
13	«	«	4,85	1,6	2,3	74,3	
14	«	«	8,4	5,2	1,8		
15	«	«	11	7,8	2,2		
16	«	«	7,3	4,1	1,7	74,9	
17	«	«	7,6	4,4	1,7		
18	«	«	5,9	2,7	1,6		
19	«	«	5,6	2,4	1,3	74,6	12 $^1/_2$
20	«	«	8,3	5,1	1,9		
21	«	«	6,2	3,0	1,4		
22	«	«	8,1	4,9	1,8		
23	«	«	6,7	3,5	1,5		12
24	«	«	3,7	0,5	1,0	74,4	
25	«	«	5,1	1,9	1,7		
26	«	«	3,4	0,2	1,5		
27	«	«	6,7	3,5	2,7		
28	«	«	5,4	2,2	1,6		

Jours	Régime	NaCl. ingéré	Nacl. excrété	Bilan de Nacl.	Vol. des urines	Poids	Tension artérielle
29	«	«	2,9	0,3	1,3		
30	«	«	5	1,8	2,0		
31	«	«	3,50	0,3	1,7		
32	«	«	4,0	0,8	1,5		
33	«	«	4,3	1,1	1,2	74	
34	«	«	3,5	0,3	1,7		
35	«	«	3,2	0,0	1,5		
36	«	«	1,9	— 1,3	0,9		
37	«	«	3,5	0,3	2,20		
38	«	«	3,3	0,1	1,5		
39	«	«	3,6	0.4	1,6	73,2	
40	«	«	3,9	0,5	1,7		
41	«	«	2,	— 1,20	1,4		
42	«	«	2,15	— 1,05	1,2		

Observation III

Hôpit. St-Antoine Rel. Salle Axenfeld.

Brightique sans albuminurie. – Myocardite, hypotension artérielle. — Rétention chlorurée sèche. — Disparition de la dyspnée par la déchloruration. Pas d'albumine.

Malade âgé de 55 ans, journalier, entre uniquement pour dyspnée d'effort. Pas de syph. pas d'éthysisme, pas de maladies infectieuses. Cœur très arythmique. Pointe bat dans le sixième espace. Dyspnée intense. Légère congestion des deux bases.
séjour à partir du 1er décembre 1904.

Jours	Régime	Chlorures ingérés	Chlorures excrétés	Vol. des urines	Bilan Chlorure	Poids	Pres art.
1	Lait 3 litres	5,25		1,7		64,6	12
2	Régime achloruré + 2 potag. au lait bière	3,20	11,7	1,7	9,2		
3		»	9,01	2,0	6,6	63,9	
4		»	16,6	2,2	13,4		12

Jours	Régime	Chlorures ingérés	Chlorures excrétés	Vol. des urines	Bilan Chloruré	Poids	Press. art.
5	»	»	16,5	1,4	13,5		
6	»	»	10,3	1,6	7,1	62,5	
7	»	»	5,6	1,3	2,4		13
8	»	»	6,6	2,0	3,4	62,7	
9	»	»	8,6	0,7	5,4		12
10	»	»	5,8	0,7	2,6		
11	»	»	4,2	1,0	2,0	63,6	
12	»	»	6,3	0,75	3,1		
13	»	»	8,0		4,8		
14	»	»	7,1		3,9		

2e séjour à partir du 30 janvier 1905.

Jours	Régime	Chlorures ingérés	Chlorures excrétés	Vol. des urines	Bilan Chloruré	Poids	Press. art.
1	2 lit. de lait 4 œufs	4,50				59,7	12
2	»	»	10,22	0,70	5,7		
3	»	»	8,75	0,75	4,2	60	
4	Rég. achloruré	2,65	9,08	0,90	4,6		
5	1 lit. de bière	»	12,2	1,7	9,6	60,2	
6	+250 gr. de lait	»	6	1,5	3,3		
7	»	»	7,8	1,57	5,2	60,5	
8	»	»	6,7	1,4	4,0		
9	»	»	4,6	1,5	2,0	60,6	
10	»	»	5,4	1,7	2,8		
11	»	»	5.0	1,9	1,3	60,4	
12	»	»	3,35	1,2	0.7		
13	»	»	4,4	2,0	1,7	60,2	12
14	»	»	3	1,75	0,3		
15	»	»	2,8	1,0	0,1		
16	»	»	5,8	1,5	3,1		12
17	»	»	3,8	1,25	1,1	60,8	

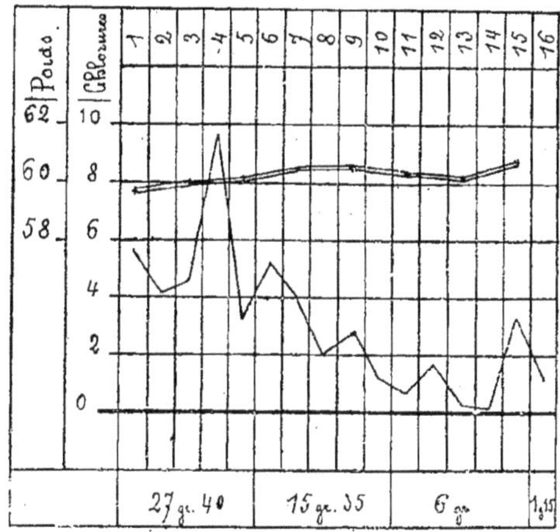

Graphique des poids et des décharges chlorurés
se rapportant au deuxième séjour.

Observation IV

Hôpital St-Antoine Salle Axenfeld.

Brightique interstitiel hypertendu, dyspnée intense.

Le régime déchloruré fait tomber le volume des urines au dessous de 1 litre, il améliore considérablement la dyspnée et cependant on ne constate aucune décharge chlorurée. Tension non suivie régulièrement.

Entre le 4 mars. Pleurésie à 20 ans. Ni scarlatine. ni rougeole ni fièvre typhoïde ; pas de ε, a eu 8 enfants, 5 bien portants. Pas d'éthylisme. Céphalalgies très violentes depuis 6 ans. Dyspnée depuis 1 an et demi.

Cœur volumineux (examen radioscopique) aorte dilatée. Claquement diastolique intense. Pouls 75 régulier. Radiale souple, cercle cornéen marqué, pâleur généralisée. Angoisse précordiale. Dyspnée d'effort très nette.

Au bout de 8 jours de régime achloruré, la dyspnée a diminué au point que le malade peut marcher longuement sans essoufflement. Cependant le malade n'a éliminé que 6 grammes de chlorures en excès sur ceux de son alimentation, le poids n'a diminué que de 600 grammes.

Jours	Régime	Vol. des Urines	Bilan chloruré	Poids	Tension art.	
		1.500		63	25	
1	Lait	1.500	2g8			
2	»	1.550	2, 8	62.800	25	
3	»	1.650	0, 4			
4	»	1.250	1, 8			
5	Purgation »	0.700	1, 8			600 gr. de liqui-
6	»	1.130	3, 5			de et 3 gr. de
7	R. déchloruré	1.140	0, 8	62.200		NaCl. rendus
8		1.130	0, 4			dans les selles.
9		0.825	0. 5			
10		0.835		62.300		
11		0.815				

Observation V

Hôpital St-Antoine. Salle Axenfeld.

Saturnin albuminurique hypertendu.

La mise au régime achloruré fait baisser sensiblement la tension artérielle et cependant la déchloruration semble avoir été peu considérable. Sous l'influence du Rég. déchloruré le volume des urines est à peine de 1200 cc. par jour. La pression prise plusieurs fois avant sa mise au régime fut toujours de 21 1/2.

Jours	Régime	Chlorures élim. en excès	Vol. des urines.	Poids	Pression artérielle.
	Lait 3 litres				
	Régime déchl.	2,3	1,125	60,3	18
1	»	4,3	1,150		
2	»	1,65	0,950	60,0	17
3	»	1,50	0,950		
4	»	1,55	1,050		
5	»	1,25	1,100		17
6	»	1,30	1,200	60,3	
7	»		1,300		

OBSERVATION VI

Femme enceinte, 4e grossesse. — Traces d'albumine. — Déchloruration et chloruration sans augmentation de poids. — Pas de modifications de la tension artérielle très notables.

Actuellement âgée de 30 ans, elle a eu déjà trois grossesses au cours desquelles on avait constaté une notable albuminurie vers le cinquième mois ; aussi avait-elle été soumise au régime lacté à la seconde période de chacune de ses trois grossesses. A son entrée dans le service de M. Le Noir, cette femme ne se plaignait que d'un peu de fatigue ; elle n'offrait aucun signe objectif digne d'être relaté. L'urine ne présentait *qu'une trace extrêmement légère d'albumine*. Malgré l'absence de tout symptôme alarmant, nous soumîmes la malade à un régime hypochloruré comportant environ 4 grammes de sel par jour, dans le but de voir si cette femme, encore loin de la période critique de sa grossesse, ne présentait pas déjà des troubles de l'élimination chlorurée.

Dès le début de ce régime qui, poursuivi durant un mois et demi, fut fort bien toléré, il se produisit une déchloruration considérable ; cette déchloruration s'atténua peu à peu et nous pûmes bientôt amener la malade à l'état d'équilibre chloruré.

La forme même de la courbe d'élimination nous donna à penser que cette femme était en état de rétention chlorurée à son entrée, et le fait que l'équilibre chloruré se maintint ensuite, nous fournit la preuve qu'aucune infraction au régime n'était commise.

D'ailleurs nous fîmes la contre-épreuve : la malade retint, après dix-sept jours de chloruration, 30 grammes de chlorure. A ce moment elle eut de la diarrhée pendant plusieurs jours. Cette diarrhée fut peut-être imputable à la forte dose de chlorure ingérée (environ 15 grammes par jour).

Or, durant toute cette longue période d'observation, le poids augmenta plutôt un peu pendant la phase de déchloruration ; il resta invariable pendant la phase de chloruration.

(*Voir tableau ci après*)

Jours	Régime	Chlorures ingérés		Chlorures excrétés	Bilan chloruré	Poids	Pres.art.
1	Régime achloruré + 1 litre de lait + 1 soupe au lait	4,70	+ 10 gr. NaCl. en nat.	17,4		46,100	16 1/2
2	»	»		8,1		»	15
3	»	»		11,25		»	14 15
4	»	»		14,8	+ 31,9	»	
5	»	»		10,1		»	
6	»	»		8,5		»	
7	»	»	+ 10 gr. NaCl.	9,4		»	
8	»	»		8,1		»	
9	»	»		9,5		»	
10	»	»		6,9	+ 14,1	47	14-15
11	»	»		7,5		47	
12	»	»		8		47,4	
13	»	»		5,6			
14	»	»	+ 10 gr. NaCl.	6,4		47.8	16 1/2
15	»	»		9.3			15 1/2
16	»	»		5,6		49,20	
17	»	»		9	+7,8		
18	»	»		8,5			
19	»	»		6,4		48,6	17
20	»	»		5,21			
21	»	»		3,5	+0,7	48,4	
22	»	»		3,75			
23	+ 1 L. de bouil. salé	11,2	+ 10 gr. NaCl.	7 —		49,5	
24	»	9,2		7,5		49,5	
25	»	10,2		16.0			
26	»	11,2		13,6	—12,9		
27	»	11,5		16,2			
28	»	11,2		11			
29	»	17		7,5			
30	2 litres de bouillon	19,2	+ 10 gr. NaCl.	15		49,3	
31	»	15		29,1			
32	»	15,8		12,9			
33	»	16		16			
34	»	17,4		20,3	—17.4	50	
35	»	17,2		11,5			
36	»	19,6		15,17			
37	»	19,8		22,4		50	
38	»	28,2		18,5		Diarrhée intense	

Les 10 gr. de NaCl placés à côté de la colonne des chlorures ingérés indique du sel ajouté en nature aux aliments.

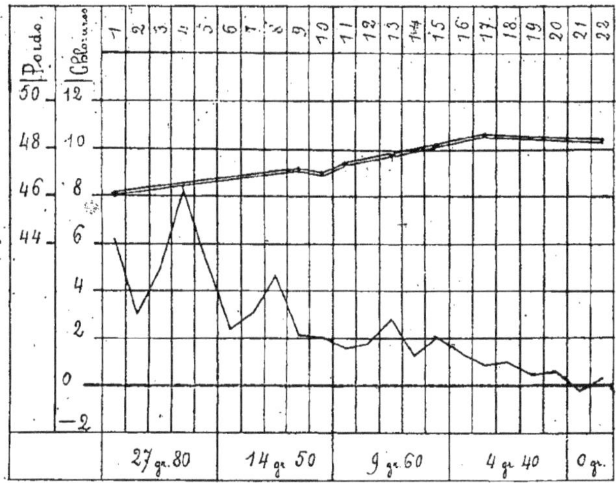

Graphique du poids et de la décharge chlorurée se rapportant à la 1re partie de l'Observation

Observation VII

Hôpital Tenon, Salle Colin, n° 18.

Brightique sans albuminurie. Effet absolument nul de la viande sur la tension et la dyspnée. Effet très marqué de la rétention chlorurée sur le poids, la dyspnée et la tension artériolle.

Femme de 56 ans. Trieuse de chiffons. Pas de rhumat., ni scarlatine, ni aucune maladie infect. sauf fièvre typh. à 12 ans.. Sobre.

Depuis 2 ans très dyspnéique lorsqu'elle marche rapidement. Dans les services où elle s'est déjà trouvée on n'a jamais trouvé d'album. dans ses urines ; n'a jamais eu d'œdème clinique. Etat act.: le 8 janvier 1903. Emphysème pulm. très net. Dyspnée légère.

Cœur : bruit de galop, tension art., 19, pouls 68.

Foie normal, pas d'alb.

La malade est soumise à son entrée au régime déchloruré (pain, viande sans sel additionné d'un litre de lait ; pendant un certain nombre de jours elle prit 1 litre de bouillon fait dans le service avec 400 gr. de viande et non salé.

Ce régime fut maintenu jusqu'au 3 février, c'est-à-dire pendant 28 jours. La pression qui était initialement de 19 s'abaisse à 16 et oscilla avec très peu d'écart aux environ de 16 à 17. Aucune dyspnée ; le poids de la malade augmente plutôt un peu et passe de 51.700 à 53 kilogr. ; pas d'alb.

Du 3 au 16 févrior elle ingère en plus du bouillon salé aux doses de 1 litre à 1 litre et demi, la dyspnée devient intense, la malade perd le goût des aliments solides, la pression artérielle s'élève jusqu'à 24. Le poids s'élève à 54.500 ; pas d'alb.

Du 16 au 22 février, suppression du bouillon, la dyspnée disparaît peu à peu, la tension artérielle baisse progressivement. A partir du 22 février, régime lacté intégral. La pression revient à la normale, le poids baisse, la dyspnée diminue sensiblement.

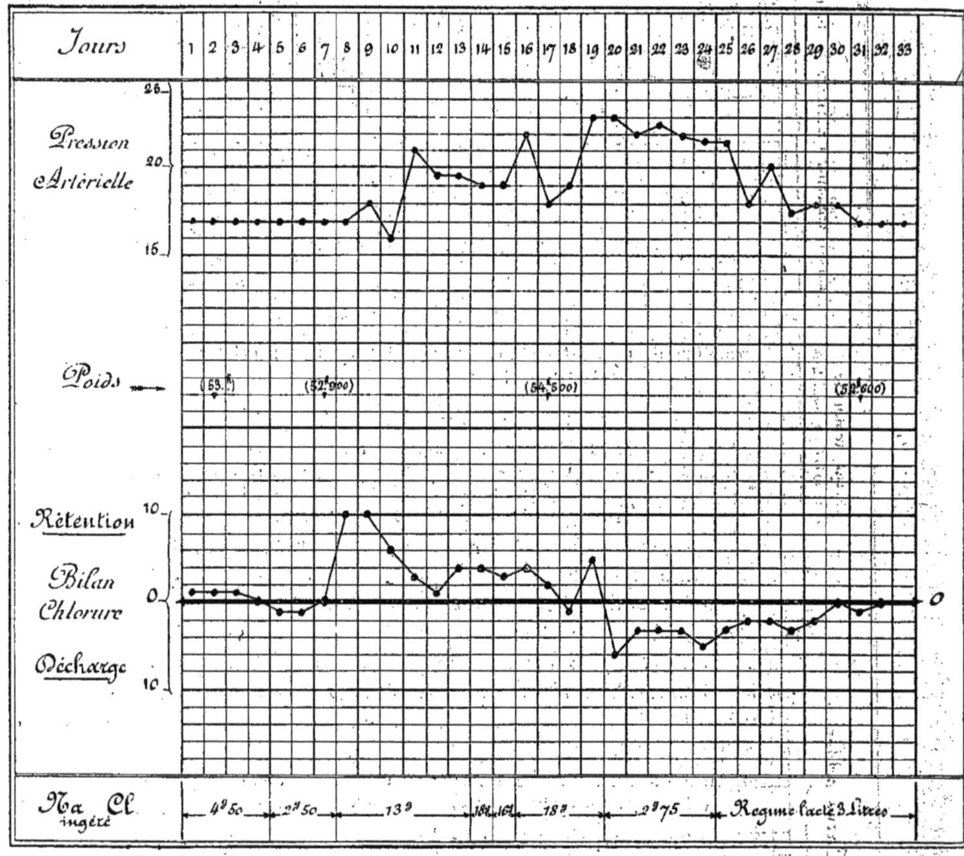

Par NaCl ingéré nous voulons dire la quantité de sel ingéré quotidiennement.

Observation VIII

Salle Axenfeld, n°, 19 Tenon.

Rétention chlorurée. Tension artérielle augmentée.

Brightique albuminurique trace d'alb. Saturnin, cœur volumineux, bruit de galop, pas d'œdème cliniquement appréciable, pas de dyspnée.

Sous l'influence du régime achloruré la tension oscillait entre 19 et 21. Sous l'influence du régime chloruré sa tension oscilla entre 22 et 24, en même temps le poids passait de 50,6 à 55 kilogrammes.

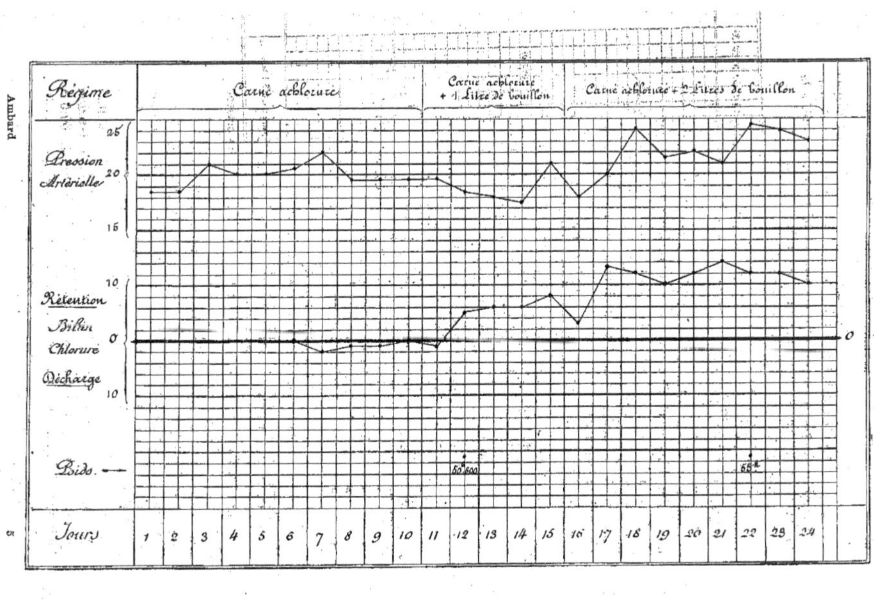
Régime
Carné achloruré
Carné achloruré + 1 Litre de bouillon
Carné achloruré + 2 Litres de bouillon
Pression Artérielle
25
20
15
Rétention
Bilan Chloruré
Décharge
10
0
10
0
Poids
50.600
Jours
1 2 3 4 5 6 7 8 9 10 11 12 13 14 15 16 17 18 19 20 21 22 23 24

OBSERVATION IX

Axenfeld n° 9. St-Antoine. Entrée le 9 juin 1904.

Brightique à type de néphrite interstitielle. Rétention de plus de 40 grammes de sel marin pour une augmentation de poids d'à peine 1 kilogr. Elévation légère de la tension artérielle sous l'influence de la chloruration. Au cours de la chloruration le malade, après une phase de rétention chlorurée, élimine pendant 3 jours sans cause apparente la totalité des chlorures administrés chaque jour.

Homme de 65 ans. Rhumatisme à 21; ans pas d'autres affections à signaler dans les antécédents. Depuis plusieurs mois se plaint de douleur angineuses avec irradiation dans le bras droit. Céphalalgie. Le malade a remarqué qu'il urinait beaucoup. Etat actuel. Individu grand, maigre. Cœur volumineux. Souffle syst. à la base, poumon O. Urines O.

Jours	Régime	NaCl. absorbé	NaCl. éliminé	Bilan de NaCl.	Vol. des Urines	Poids	Pr. art.
1	Lait 3 litres	4,50	5,50	1,0	2,500	61,750	17
2	»	4,50	7,50	3,0	2,500		18
3	3,500	5,25	7,0	1,75	2,500	61,500	17 1/2
4	»	5,25	4,25	— 1,0	2,450		17 1/2
5	Lait 2 L., bouil. 1 L.	11,7	5,50	— 6,2	2,550	61,450	
6	»	14	6,40	— 7,6	2,100		18
7	»	11	8,8	— 2,9	2,000	62,250	19
8	»	13,6	9,5	— 4,1	1,500		19
9	»	13,6	4,8	— 8,8	1,050	63,150	19
10	Lait 1 L. 1/2	17	14,5	— 2,5	2,500		19 1/2
	bouil. 1 1/2	»	»	»	»	»	
11	»	11	9,8	— 1,2	2,	63,500	20 1/2
12	»	11,25	11,2	— 0,05	2,50		20
13	»	15,7	5,1	— 10,6	1,500	61,900	
14	»	16,25	4,9	— 11,3	1,250	62,700	

OBSERVATION X

Hôpital St-Antoine. Salle Magendie, n° 30

Brightique très légèrement albuminurique. — Décharge chlorurée, chute de la tension. — Rétention chlorurée reprise de l'hypertension.

Homme de 44 ans; antécédents : peu de chose à signaler en dehors d'abus prolongé de boissons sous toutes leurs formes et d'une grippe assez sévère contractée à l'âge de 37 ans. Le malade entre à l'hôpital pour dyspnée d'effort marqué surtout depuis un mois. Il est maigre sans œdème ; le cœur est volumineux ; insuffisance aortique et insuffisance mitrale. Le foie dépasse de trois travers de doigt le rebord des fausses côtes. Quelques râles de bronchite. Albuminurie légère.

A son entrée le malade est mis à la digitale et au régime lacté. Après dix jours de ce régime la dyspnée a complètement disparu ainsi que l'albumine. La pression artérielle prise indique cependant encore 22 ct. de Hg.

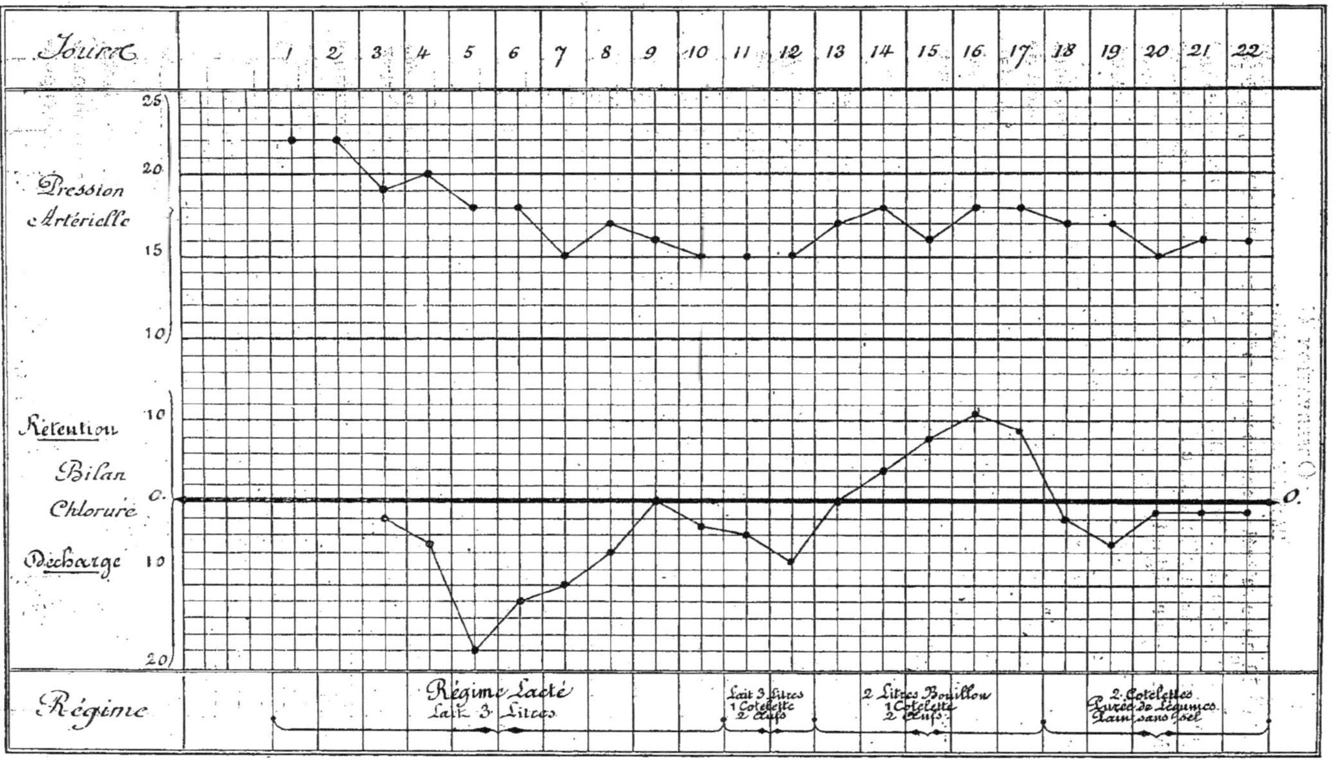
Jours
1 2 3 4 5 6 7 8 9 10 11 12 13 14 15 16 17 18 19 20 21 22
Pression Artérielle
25
20
15
10
Rétention
Bilan Chlorure
Décharge
10
0.
10
20
0.
Régime
Régime Lacté
Lait 3 Litres
Lait 3 Litres
1 Cotelette
2 Œufs
2 Litres Bouillon
1 Cotelette
2 Œufs
2 Cotelettes
Purée de Légumes
Pain sans sel

Observation XI

Hôpital Tenon, salle Collin, n° 4.

Insuffisance mitrale considérable, œdème considérable, gros foie.

Observation destinée à montrer l'absence à peu près complète d'influence de la rétention chlorurée chez les malades asystoliques à cœur non résistant.

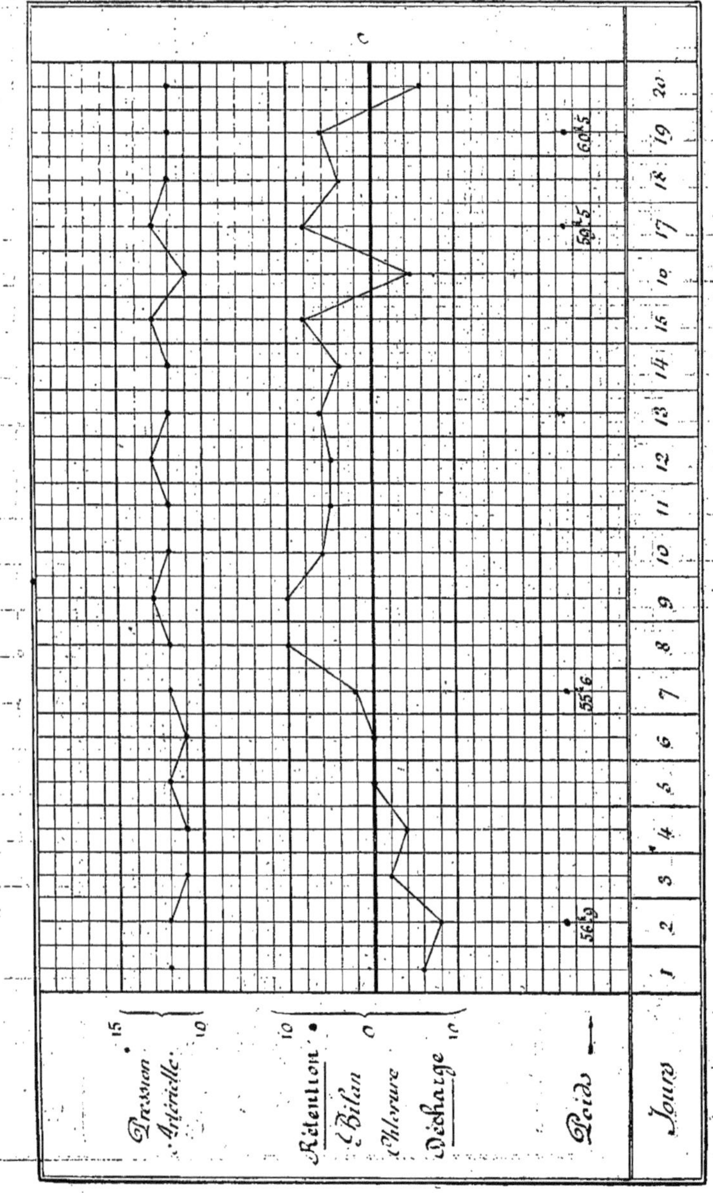

Observation XII

Salle Axenfeld. Hôpital St-Antoine.

Maladie d'Addison et néphrite interstitielle. Réactions de ce complexus morbide à la chloruration alimentaire.

A. H., père alcoolique. Mère bien portante, 2 fausses couches, 4 grossesses ; notre malade, 1 fausse couche, un garçon vivant, 1 fausse couche.

Frère (du même père), âgé de 37 ans, épileptique (?) pas marié, pas d'enfants.

A. P., ni rougeole, ni scarlat., ni f. thyph., pas de ε. Douleurs articulaires vers l'âge de 15 ans ayant disparu après 2 semaines de traitement par le salicylate de soude. Depuis pas de nouvelles attaques rhumatismales. Tousse depuis l'âge de 22 ans; expectoration abondante, pas d'hémoptysie. Marié, pas d'enfants, femme pas de fausse couche.

Métiers : marchand de vin depuis son plus jeune âge, puis charbonnier. Dans l'un et l'autre métier buvait beaucoup.

En juin 1903, hémiplégie droite, membres supér. et inf. paralysie faciale (?). Cette hémiplégie à début subit s'est produite sans perte de connaissance. Au bout de 3 semaines la paralysie s'est atténuée ; actuellement les phénomènes paralytiques ont disparu (pas de réflexes exagérés, pas de signe des orteils).

Peu de temps après l'attaque d'hémiplégie asthénie marquée pour laquelle le malade entre à l'hôpital.

Actuellement, 30 sept. 04, deux ordres de symptômes attirent surtout l'attention : sympt. de maladie d'Addison ; sympt. de néphrite interstitielle.

1° Sympt. de maladie d'Addison :

a) Coloration des téguments : Coloration jaune bistre très accusée de la peau de la face sauf au niveau du nez, des pommettes et des oreilles qui sont plutôt violacés, parcourus par de nombreuses ectasies vasculaires. Conjonctive oculaire gauche ; tache bistre addisonnienne typique ; cette tache pigmentaire est bien conjonctivale car elle se mobilise aisément sur la sclérotique par une pression légère. Conjonctive oculaire droite ; petite tache bistre de 3 millimètres de diamètre. Face interne des joues, petit picté bistre très discret ; pas de taches.

Cou : coloration foncée mais non pathologique.

Thorax et tronc : coloration normale.

Membres inférieurs : au niveau des fesses, deux petites taches bistres de la surface d'une pièce de 5 francs.

b) Hypotension artérielle. Pression : 9 ct. Hg., pouls en moyenne 84, 90.

c) Asthénie très marquée. Le malade se tient péniblement debout ; ne peut marcher que très lentement.

2° Signes de néphrite interstitielle :

a) Albuminurie : 30 centigr. d'album. par litre d'urine.

b) Cœur, inspection : soulèvement systolique énergique des deux espaces intercostaux sous mamelonnaires. Palpation : soulèvement très fort de la pointe à quatre travers de doigts au-dessous et en dehors du mamelon. — Auscultation : pas de souffle, mais bruit de galop. — Examen radioscopique : ombre indiquant une augmentation considérable de volume du ventricule gauche.

c) Battement violent des artères carotides.

Autres signes présentés par le malade : cyanose marquée du nez, des pommettes et des oreilles et des doigts. Les ongles des doigts sont élargis et arrondis en verre de montre, les dernières phalanges sont élargies ; rien d'analogue aux orteils. Poumon : râles de congestion aux 2 bases, pas d'emphysème. Foie : matité, commence à un travers de doigt au-dessous du mamelon et se perçoit jusqu'à 4 travers de doigts au-dessous des fausses côtes ; la palpation est douloureuse pour le malade ; elle fait percevoir des battements systoliques mais pas de mouvement d'expansion, hémorrhoïdes considérables.

Anorexie marquée.

Dès que le malade est couché, sa figure se cyanose, l'oppression s'accuse.

On le voit, nous sommes ici en présence d'un tableau symptomatique extrêmement chargé.

Notre malade est un alcoolique comme il le reconnaît d'ailleurs lui-même sans ambage ; dans quelle mesure son alcoolisme entre-t-il ici en jeu ? C'est ce que nous ne saurions dire.

Notre malade est en subasystolie, comme en témoigne la cyanose des extrémités de la face et la dyspnée qui se produit dans le décubitus dorsal.

D'autre part, la maladie d'Addison est ici indéniable, les taches bistres des conjonctives, la coloration bistrée de la face et de la muqueuse des joues, l'asthénie et l'hypotension artérielle suffisent à asseoir ce diagnostic. Enfin notre malade est un brightique. L'énorme hypertrophie du ventricule gauche ne se voit guère en dehors de l'insuffisance aortique que dans le brightisme ; d'autre part la légère albuminurie et comme nous le montrera la suite de l'observation, l'imperméabilité très nette du rein aux chlorures et l'augmentation de l'albuminurie aux chlorures sont encore en faveur de l'hypothèse d'une néphrite interstitielle. Enfin comme nous l'avons vu dans le passé pathologique du malade, il y a eu une hémiplégie passagère comme on en observe si fréquemment dans la néphrite interstitielle avec hypertension. Dans cet ensemble symptomatique nous relevrons surtout cette coexistence d'une maladie d'Addison avec un mal de Bright. Comment ces deux maladies ont-elles évolué ? D'après le dire du malade l'asthénie aurait apparu après l'ictus hémiplégique ; c'est l'unique indice qu'il nous fournit sur le synchronisme de ses deux affections, le malade n'avait jamais prêté attention à la coloration spéciale de son visage ; il n'avait jamais eu l'occasion d'être examiné médicalement avant son hémiplégie.

En nous fondant sur ces frêles renseignements et sur ce que nous savons de l'évolution du mal de Bright et de la maladie d'Addison, nous admettrions volontiers que le mal de Bright doit être d'apparition ancienne. En effet, nous sommes en présence d'un cœur extrêmement hypertrophié, et il y a un an est survenu une hémiplégie que l'on peut être en droit de rapporter à une hypertension artérielle. Quand à la maladie d'Addison nous pensons que son développement a été ultérieur à celui du mal de Bright, sans quoi en raison de l'hypotension artérielle dont s'accompagne la maladie d'Addison il serait difficile d'expliquer l'hypertrophie cardiaque.

Mais quoiqu'il en soit de l'ordre d'apparition du mal de Bright et de la maladie d'Addison, nous sommes aujourd'hui en présence de ces 2 affections coexistant nettement côte à côte chez le même sujet. Nous nous sommes demandés comment un pareil malade réagirait aux chlorures au point de vue de la tension artérielle, car d'une part il présente dans le mal de Bright une affection où la tension artérielle augmente par la rétention chlorurée, et d'autre part dans la maladie d'Addison une affection où les modifications de la tension artérielle sous l'influence de la rétention chlorurée nous sont encore inconnues.

Par le tableau ci-après on voit combien le malade était intolérant pour les chlorures, puisqu'il a suffit de 3 jours d'un régime comportant 1 litre de bouillon pour troubler d'une façon persistante l'élimination chlorurée. Avant l'épreuve le malade était en équilibre chloruré. Pendant l'épreuve de chlorurie alimentaire il élimina notablement moins de chlorures que ce qu'il en éliminait à la période de régime lacté. Après l'épreuve, malgré le retour au régime lacté, le malade n'éliminait même pas tout le peu de chlorures contenus dans le lait comme le montre son bilan chloruré et l'augmentation progressive du poids du sujet. Il fallut une diarrhée opiniâtre pour faire baisser le poids du sujet et rétablir la perméabilité rénale.

Au point de vue de l'albuminurie le résultat a été des plus nets. Avant l'épreuve chlorurée il y avait de 10 à 30 centigr. par litre, pendant l'administration des chlorures il y eut 1 gr. par litre. Mais notons ici qu'après la cessation de la chlorurie alimentaire le taux de l'albumine resta pendant quelques temps de 1 gr. par litre. Ce n'est que 16 jours après la cessation du régime chloruré que l'albuminurie diminua notablement. Et si nous envisageons les rapports de l'albuminurie avec les autres éléments de l'observation nous voyons ici que l'albuminurie présente un parallélisme beaucoup plus fidèle avec l'œdème qu'avec la chloruration du régime. On sait que M. Widal attache de l'importance à l'œdème rénal pour la production de l'albuminurie par chloruration alimentaire. Cette observation nous semblerait assez bien cadrer avec pareille théorie.

Le troisième point que nous voudrions encore relever dans cette observation est le peu d'influence qu'a eue la chloruration de l'organisme sur la tension artérielle. Celle-ci était à l'état ordinaire de 9 chez notre malade. Malgré une rétention chlorurée très nette malgré que ce phénomène se produisit chez un individu ayant un ventricule gauche très hypertrophié sans aucun signe d'insuffisance cardiaque (pas d'insuff. mitr. ni tricusp.) La tension passa à peine de 9 à 11. C'est là une modification de tension absolument insignifiante chez un brightique. Et dans ces conditions il nous semble logique d'admettre que c'est la lésion surrénale, lésion hypotensive par excellence qui a masqué la réaction habituelle des brightiques à la rétention chlorurée. Cette observation prouve donc que pour que l'hypertension artérielle puisse se manifester chez un brigtgique, il faut non seulement l'intégrité de l'activité cardiaque mais encore l'intégrité de l'élément vaso-moteur dont on peut regarder la capsule surrénale comme un des régulateurs les plus importants.

Jours	Régime	NaCl ingéré par jour	NaCl éliminé par jour	Bilan chloruré par jour	Vol. des urines	Poids	Press. art.	Alb. par lit.
	Lait							
1	2 litres							
2	2					56,2	9	10 cent^gr
3	2	3,6	3,8	0,30	1,4			
3	2,1	3,7	4.6	0,90	1,7	57		
5	2	3,5	3,8	0,30	1,1		9 $^1/_2$	

Jours	Régime	Nacl ingéré par jour	NaCl. éliminé par jour	Bilan chloruré par jour	Vol. des urines	Poids	Press. art.	Alb. par lit.
6	2	3,5	3,6	0,1	1,0			
7	2+1 L. bouil.	10	3,9	6,1	1,0			
8	id.	11,1	2,8	8,4	1,0	59,1	9	
9	id.	11,1	2,1	9,0	0,9			1
10	4 : plus de b.	3,5	1,5	2,0	0,9	60,3		
11	2	3,5	3	0,5	0,5	61,3		
12	1,7	3,1	2	1,1	0,9		10 1/2	
13	2	3,5	3,4	0,1	0,9	62,2		
14	1,5	2,6	3	0,4	1.0		11 1/2	
15	2	3,5	2,3	1,2	1,0		11	1 gr.
16	2	3,5	2,1	1,4	1,0	62,600		
17	2	3,5	2,4	1,1	1,0			
18	2	3,5	2,5	1,0	1,0	63,0		(Diarrhée)
19	2	3,5	2,2	1.3	1,0			très forte.
20	2	3,5	2,7	0,8	1,25		9 1/2	»
21	2	3,5	5,1	1,6	1,0	58,15		»
22	1+4 œufs	2,5	1,1	1,4	1,2			»
23	id.	2,5			1,0			»
24	id.	2,5			0,25	56,8	9	»
25	Régime déchl. + 1 l. de bière + 2 pot au lait	3,0	1		2	»		traces d'albumine
26		3,0	1,3		1,750	56,50		Plus de diarrhée
27	»	3,	3,7		1,0			
28	»	3,	6,7	3,7	1,9	56,7		
29	»	3,	4,9	2,9	1,5			
30	»	3,	9,8	6,8	2,4	57		
31	»	3,	8,1	5,1	2,2			
32	»	3,	6,9	3,9	1,7			

Observation XIII

Hôpital St-Antoine (Axenfeld).

Malade atteint d'une légère bronchite mais pas brightique. — Prè-œdème léger, pas d'albumine.

Observation destinée uniquement à montrer la possibilité de mettre en un équilibre chloruré très exact et très rapide un malade soumis à un régime fixe et au repos.

Jours	Régime	Chlorures ingérés	Chlorures excrétés	Bilan par 5 jours	Poids	Pression art.	Alb.
1	Lait						
2	2 litres 4	4,2	8,4		76,8		0
3	2,3	4,1	9			16 1/2	
4	3	5,1	7	+ 15gr0	75,3	15 1/2	
5	2	3.5	4.7				
6	1,5	2,8	5.8		74,8	13 1/2	
7	2 1/2	4,3	4,6				
8	2 1/2	4,3	4,6		74,3		
9	2	3,5	4,4	+ 2,2		14	
10	1	1,7	2,7		73,6		
11	2	3,5	3,0			14	
12	2	8,5	2			12	
13	Rég. déchlor. + 1 lit. de lait + 2 pot. au lait	4,5	4,5			14	
14		»	3,9	— 0,4	74,2	13 1/2	
15		»	3,9				
16		»	5,6				
17		»	2,1			13 1/2	
18		»	4,5		74,2		
19		»	2.8	— 2,2			
20		»	6,2			12	
21		»	3,8				
22		»	4,8				
23		»	4,3				
24		»	4.3	+ 2,6			
25		»	4.5				
26		»	7,2				
27		»	4,9				

+ Signifie quantité de sel éliminé en excès sur le sel ingéré retenu
— signifie l'inverse.

Imprimerie spéciale de la Librairie G. JACQUES

www.ingramcontent.com/pod-product-compliance
Ingram Content Group UK Ltd.
Pitfield, Milton Keynes, MK11 3LW, UK
UKHW020409230726
13925UKWH00003B/1325